医患面对面

之

肺动脉高压

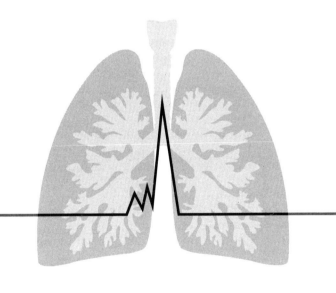

郭彦青 薛琳◎主编

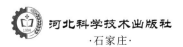
河北科学技术出版社

·石家庄·

顾　问：韩学斌　曹云山　齐泽萍

主　编：郭彦青　薛　琳

副主编：郭婷娟　郝佳利　王锐鸿　闫宇华

编　者：白　燕　陈　蓉　杜文珍　范春花　高亚梅　郭朝霞　郭凯凯
　　　　贺利芳　贾香香　李　洁　李　蓉　刘佳慧　刘娟娟　刘　娜
　　　　刘　婷　刘小燕　戎　珺　宋　洋　唐　璐　王　静　吴佳玮
　　　　邢　璐　薛晶慧　张丽荣　张娅楠　赵锦俞　赵盼盼　郑晓明

图书在版编目（CIP）数据

医患面对面之肺动脉高压 / 郭彦青 , 薛琳主编 . --
石家庄 : 河北科学技术出版社 , 2024.5
　　ISBN 978-7-5717-1970-8

　　Ⅰ . ①医… Ⅱ . ①郭… ②薛… Ⅲ . ①肺性高血压—
诊疗 Ⅳ . ① R544.1

中国国家版本馆 CIP 数据核字 (2024) 第 067405 号

医患面对面之肺动脉高压

YIHUAN MIANDUIMIAN ZHI FEIDONGMAIGAOYA

郭彦青　薛　琳　主编

选题策划：北京兴盛乐书刊发行有限责任公司
责任编辑：李蔚蔚
特约编辑：段会敏
责任校对：王文静
美术编辑：张　帆
封面设计：李爱雪
出版发行：河北科学技术出版社
地　　址：石家庄市友谊北大街 330 号（邮编：050061）
印　　刷：固安县保利达印务有限公司
经　　销：全国新华书店
开　　本：880mm×1230mm　1/32
印　　张：5.75
字　　数：105 千字
版　　次：2024 年 5 月第 1 版
印　　次：2024 年 5 月第 1 次印刷
书　　号：978-7-5717-1970-8
定　　价：58.00 元

"在那一段病魔缠身的日子里，我没日没夜地心脏疼痛，头疼眼胀，腰酸背痛，连走路都成了一种奢望。在无数个夜晚因想回到校园生活而泪流满面。"这是一名来自山西省长治市的16岁小女孩写下的文字。

16岁，多么美妙的年龄。16岁的她本该在操场上尽情奔跑，在课堂上遨游于知识的海洋，在课间与同学嬉戏打闹，可世上就是有这么一群和她一样的孩子，他们不能奔跑，甚至无法像普通人一样自由呼吸。据他们描述，每一次呼吸都像刚跑完800米，更别说爬楼梯和参与其他剧烈的运动了，感觉心脏要跳出嗓子眼与他们当面对质一样。他们虽四肢健全，却具有严重的行动障碍，只能选择待在家里或坐轮椅出行。

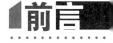

这究竟是为什么呢？

这是因为他们是肺动脉高压患者。"蓝嘴唇"，这是国际公认的对肺动脉高压患者的称呼，因身体长期处于缺氧状态，他们的嘴唇呈现不同程度的蓝紫色而得名。

肺动脉高压，是肺动脉压力升高超过一定界值的一种血流动力学和病理生理状态，可导致右心衰竭。长期的肺动脉压力过高会阻碍血液从心脏顺利输送到肺部，因此患者常常出现呼吸困难、疲劳、乏力、运动耐力降低甚至晕厥的症状。

近年来，随着诊断技术的提高，肺动脉高压患者并不少见。澳大利亚的一项研究表明，肺动脉高压是一种恶性疾病，平均发病年龄仅为36岁，75%的患者介于20~40岁，其中15%的患者年龄在20岁以下，也包括儿童。其发病率、致残率及致死率都很高，被称为"心血管疾病中的癌症"。虽然目前肺动脉高压患者还无法完全治愈，但经过及早、正确的诊断和必要的药物治疗是可以改善病情和延缓病情恶化的。

据统计，因其病情严重，未经靶向药物治疗的患者的平均生存期为2.8年，5年生存率仅为34%。在靶向药物上市后，其5年生存率提高至96%，10年生存率为78%。但该病知晓率低、诊断能力不足所导致的肺动脉高压患者确诊延迟的情况不在少数，超过95%的人缺乏肺动脉高压的相关知识，而已确诊的患者中有90%被误诊过。随着医学的发展与观念的进步，中国肺动脉高压的诊疗水平已有显著提升。

编者整理了患者患病以来的故事，撰写"蓝嘴唇"系列文章，展示这些患者的日常生活、求医经历以及一些预后情况的细节，并采用问答形式为广大患者答疑解惑，给患者及其家属进行科普宣教。希望本书能深入浅出地回答患者及临床医务工作者可能需要了解的关于疾病的知识，让更多患者了解自身疾病，提高肺动脉高压这一疾病的社会知晓度，同时也呼吁更多人群及社会团体关爱肺动脉高压患者，圆"蓝嘴唇"的"呼吸梦"。

编者

2023年11月

患者心声篇

疾病让我的生活陡然改变 004

在爱的世界里成长 007

家有儿女 012

我会有未来吗 015

我的人生我做主 019

如果有平行时空 022

重生，让我更坚强 026

十年"抗战史" 029

花季少年的别样人生 033

越得过的"大山" 037

如果有"如果" 042

从不后悔，永不言败 046

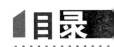

科普宣教篇

概述   051

发病机制   055

早期筛查   057

治疗   058

常见靶向药   062

手术或介入治疗   067

并发症   070

答疑解惑篇

什么是肺动脉高压   075

肺动脉高压患者有哪些症状   076

哪些人是肺动脉高压的高危人群   077

肺动脉高压诊断标准是什么   078

肺动脉高压患者需要做哪些检查   079

肺动脉高压应如何治疗   080

肺动脉高压患者应如何做好自我管理　　　082

什么是慢性血栓栓塞性肺动脉高压　　　084

什么是特发性肺动脉高压　　　085

什么是肺动脉球囊扩张术　　　086

肺动脉高压与高血压有什么区别　　　087

世界肺动脉高压日是哪天？缘由是什么　　　088

肺动脉高压是如何形成的　　　089

肺动脉高压是如何引起右心衰竭的　　　090

肺动脉高压患者的心功能如何分级　　　091

肺动脉高压会遗传吗　　　093

先天性心脏病会引起肺动脉高压吗　　　094

哪些呼吸系统疾病会引起肺动脉高压　　　095

高原环境会引起肺动脉高压吗　　　096

高原性肺动脉高压应如何治疗　　　097

肺动脉高压患者在饮食上需要注意什么　　　098

心脏超声检查可以确诊肺动脉高压吗　　　099

肺动脉高压患者出院后应该注意什么　　　100

如何区分肺动脉高压严重程度　　　101

为什么肺动脉高压患者的嘴唇呈蓝紫色　　　102

为什么说右心导管检查是诊断肺动脉高压的"金标准"　　　103

右心漂浮导管是什么　　　104

右心导管检查的目的是什么　　　105

右心漂浮导管检查怎么做　　　106

什么情况需要做右心漂浮导管检查　　　107

哪些人不适合做右心漂浮导管检查　　108

右心导管检查有哪些血管可以选择　　109

右心漂浮导管术后要注意什么　　110

右心漂浮导管术有危险吗　　111

右心漂浮导管术是否需要全身麻醉　　112

哪种情况下"蓝唇星人"需要吸氧治疗　　113

什么是血氧饱和度？正常值是多少　　114

肺动脉高压患者为什么要监测血氧饱和度　　115

如何监测血氧饱和度　　116

肺动脉高压患者如何进行家庭氧疗　　117

什么是六分钟步行试验　　118

六分钟步行试验进行前患者需要做什么　　119

患者如何配合医护人员做六分钟步行试验　　120

怀孕后发现患肺动脉高压怎么办　　122

女性肺动脉高压患者积极治疗后可以考虑怀孕吗　　123

肺动脉高压患者的饮食要点有哪些　　124

肺动脉高压患者为何要预防感冒？如果感冒了应做何处理　　125

肺动脉高压患者出现晕厥怎么办　　126

为什么普通的降血压药物不能用于治疗肺动脉高压　　127

PAH（动脉性肺动脉高压）患者为何需要靶向药物治疗　　128

PAH 患者为什么要同时吃好几种靶向药（联合治疗）　　129

一直吸氧是否会有依赖性　　130

不当服用减肥药为什么会引起肺动脉高压　　131

为什么肺动脉高压容易误诊、漏诊　　132

得了先心病或肺动脉高压是不是就活不了多久了　　133

肺动脉高压患者可以做哪些运动　　134

输注曲前列尼尔有什么不良反应　　135

皮下泵入曲前列尼尔患者居家应如何自我护理　　136

忘记服药了怎么办？要补服吗　　137

怎样服药能帮助减轻药物副作用　　138

肺动脉高压患者为什么会出现咯血　　139

出现咯血是不是意味着病情很严重？该怎么办　　141

晕厥是不是肺动脉压力很高时才会出现　　142

肺动脉高压患者出现肝功能异常怎么办　　143

肺动脉高压患者出现下肢水肿怎么办　　144

口服利尿剂应注意什么　　145

肺动脉高压患者出现贫血怎么办　　146

肺动脉高压患者出现头痛怎么办　　147

肺动脉高压患者出现消化不良、恶心呕吐怎么办　　148

肺动脉高压患者可以抽烟、饮酒吗　　149

胸闷、气喘、背痛等全身各种痛是什么原因　　150

已经确诊了肺动脉高压为什么还要做那么多检查　　151

肺动脉高压患者为什么要定期复查　　152

肺动脉高压患者多久复查一次？复查内容是什么　　153

治疗肺动脉高压的进口药和国产药有什么区别？怎么选　　154

肺动脉高压可以中药治疗吗　　155

肺动脉高压患者在什么情况下需要卧床休息　　156

肺动脉高压患者为何要进行康复运动　　158

肺动脉高压患者住院早期应如何进行运动康复　　　159

肺动脉高压患者睡不好怎么办　　　161

患者如何自我进行健康生活质量评分　　　162

肺动脉高压患者居家如何进行肺功能锻炼　　　164

什么是儿童肺动脉高压　　　166

儿童肺动脉高压常见的症状有哪些　　　167

肺动脉高压患儿怎样进行居家护理　　　169

肺动脉高压患者在哪些情况下需紧急就医　　　170

哪些治疗肺动脉高压的靶向药物已纳入医保　　　171

患者**心声**篇

医患面对面之肺动脉高压

　　唇色暗红，声音嘶哑，稍微活动一下嘴唇立刻变深红发紫，呼吸急促……肺动脉高压患者被称为"蓝嘴唇"。这是误诊率很高的罕见病，病患终生要与右心衰竭赛跑。为了缓解症状，吸氧是必要的，通过服用西地那非、波生坦等药物来维系生命也是必须的，所以每位患者每月药费也多在万元以上。高昂的药费、死亡的威胁、生活的艰难，甚至不得已要用唇彩遮盖唇色隐藏自己，这些都是他们要面对的日常。

　　这是让人觉得如此绝望的疾病，而患者对生命的渴望又让人如此动容，因此，他们应该得到社会各界的共同关怀。

疾病让我的生活陡然改变

　　从生活幸福平稳，到现如今一筹莫展，仅仅因为一种疾病。我自幼身体健康，学习努力，成绩优秀，19岁就被分配至自己心仪的单位，工作兢兢业业，任劳任怨，业绩突出，多次受到单位及上级主管部门表彰。但天有不测风云，人有旦夕祸福。在2009年的一天，我在上班途中突发心口疼痛，出现了头晕眼黑、无力行走的症状，休息片刻后才得以缓解，但当时未多注意就继续去上班了。

　　以后的几年时间里，我渐渐发现自己不能爬山，甚至连爬楼梯都气喘吁吁，也不能追赶几步之外的公交车，骑车上班时与同事说话也会觉得气紧。最严重的一次是在一次单位活动中，仅踢了一分钟的毽子就出现了胸口疼痛、头晕、耳朵失聪的症状。不断出现的这一系列症状让我渐渐警觉起来，于是除了单位常规体检外，我开始自主求医，但由于当时医疗条件的限制和医生经验的不足，均未发现任何异常。

直到2016年年初，春节过后的某一天，我突然胸口紧绷，前胸部疼到寸步难行，喘不上气，紧接着出现咯血的症状。几年以来积累的紧张和不安在那一刻全部爆发了，我开始胡思乱想，怀疑自己是不是得了癌症、绝症之类的病。然后就是漫长的求医路，最初找了当地很多家医院，均无法确诊，最后不得已辗转千里前往北京，终于在北京某知名三甲医院，我确诊了——特发性肺动脉高压（重度）、慢性肺源性心脏病。原来，我真的得"绝症"了，我崩溃了。

确诊后，我用上了治疗肺动脉高压的靶向药——安立生坦、他达拉非，这些药当时均未纳入医保范围，我每个月的医药费大都在6000元以上，再加上各种检查的费用，经济压力越来越大。但更让人担心的是这个病的凶险，我看不到自己的未来。

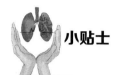 **小贴士**

　　特发性肺动脉高压，是一种医学罕见病，已经收录在中国罕见病目录中。因前期症状不明显，不易被诊断出来，如果不及时用药控制，会由最初的胸闷憋气、活动受限，逐渐发展到右心衰竭而导致晕厥，如抢救不及时会猝死，是一种极度凶险的疾病，被喻为"心血管癌症"。

　　据统计，在过去10年中，我国患肺动脉高压的患者如未经治疗，3年生存率仅为39%，5年生存率仅为21%，肺动脉高压死亡率甚至高于乳腺癌和直肠癌，75%的患者死于确诊后的5年内。随着针对肺动脉高压的药物问世，患者1年和3年生存率上升为92.1%和75.5%。但此类药物非常昂贵，多数患者需要联合用药，致使许多患者因吃不起药而放弃治疗。绝大多数患者家庭也因病致贫，生活质量下降。

在爱的世界里成长

1997年，我出生在山西省长治市长子县常张乡的一个小村庄，父母给我取名刘静静（化名），希望我做个文文静静的女生，可我却是个调皮孩子，从小就爱爬上爬下，是村里出了名的机灵鬼。但也正是因为这样，我成了家里的开心果，家里从来都不缺欢声笑语。唯一不足的是，我从小就比别的小朋友容易生病，所以现在对小时候的很多记忆都是父母夸赞我乖乖吃药。那时候没有体检的意识，父母也以为是我经常在外面玩耍，风吹雨淋导致感冒的。直到四年级的时候，有一次上体育课，我刚做完热身运动突然觉得呼吸困难，四肢无力，直接摔倒在地。村里的医生告诉父母赶紧带我去县医院，做了一系列检查后，医生仍不敢确定病因，建议我们去市医院做进一步检查。我现在还清楚地记得，那天等车的时候父亲抽了大半盒的烟。

到了市医院，医生说我得了一种罕见病，目前无药可治，可以准备后事了。这个消息对我们来说简直是晴天霹雳，一个刚刚十来岁、从小精力无限的孩子怎么就被判了死刑呢？母亲以泪洗面，父亲烟不离手，回家住了两三天，想尽办法筹了些钱，我们开始辗转省城、北京和上海等地。

从没想过自己会因为这样的原因去到大城市，没有一点兴奋，更没有时间去游玩，只是整日奔波在各大医院之间。为了挂到专家号，父亲不得不连夜在医院门口排队，好在最终挂上号了，也安排做了导管检查。做完导管检查后的24小时都不能动，母亲一晚上一动不动地趴在床上不敢睡觉，紧紧地握着我的腿。熬过几个漫漫长夜后，终于等到了医生的答复，我确诊为肺动脉高压，需要终生服药。

当时靶向药还未纳入医保，一个月下来仅药费就要上千元，对我们小乡村里的人来说这真的是雪上加霜。看着日渐消瘦的父母，我也曾一度停药，但身体的不适是实实在在的。那时候我学会了在网上寻找相关信息，偶然间加入了山西的病友群，了解到西地那非（俗称"伟哥"）对肺动脉高压有效果，于是开始用药。我永远也忘不了自己第一次去药店买药时的难堪，面对店员的询问和其他人异样的目光，我艰难地说出了原因，药拿到手的时候，眼泪夺眶而出。

在与药物为伍的日子里，在被病情拉垮的家庭里，我艰难而坚强地长大了。虽然在学校里不能和同学一起上体育课，在家里也无法帮父母做一些力气活，甚至有时候爬个楼梯都会让我头昏脑涨，可是至少我还活着呀，我还可以继续陪伴父母，这样的生活我已经很满足了。

然而到了2018年，我不仅无法正常生活和工作，甚至连走路都感觉很吃力，经常出现气短虚弱、头晕胸痛的症状，严重时还会出现脚踝、足部、下肢和腹部水肿，嘴唇、皮肤和指甲发紫，我知道这都是肺动脉高压控制得不好的表现。复查的时候，医生说如果继续这样下去的话，可能会导致很多并发症，包括右心衰竭、肺栓塞、心律失常、咯血，甚至晕厥。

2019年年初，我决定开始重新治疗。医生建议我吃靶向药，但一个月也得小一万块钱，本来就没有什么经济来源的家庭，突然又背上了沉重的负担。为了帮我治病，父母拖着疲惫不堪的身体拼命挣钱，全家人省吃俭用、节衣缩食。亲戚朋友的钱都借遍了，同学们也给我捐过几次款。然而，与昂贵的治疗费用相比，这些不过是杯水车薪。看着父母远超同龄人的衰老容貌，面对自己不是小棉袄而是拉垮家庭的无底洞的事实，我甚至想过放弃生命。细心的母亲察觉到了我的想法，那天我们俩彻夜长谈。母亲说我是他们活下去的动力，承担各种压力的他们都没有放弃，我怎么可以放弃呢？

好在这个世界总是充满爱的，治疗肺动脉高压的多种靶向药陆续被纳入医保，大大减轻了患者的负担，就像一缕曙光，重新照亮了我和我的家庭。虽然前路漫漫，或许还会有很多的困难和挑战等着我们，但我知道，珍惜陪伴在父母身边的每一天，努力在追求健康的道路上不掉队，是我一定要做到的。

在母亲的鼓励下，我开始涂口红，不是为了遮住我和别人不一样的唇色，而是要以更好的状态去迎接未来的每一天。

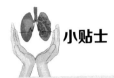 **小贴士**

　　国内外多项研究显示，中高危肺动脉高压患者如能遵医嘱进行早期、足量、联合用药，部分患者治疗效果会非常明显，病情得以控制，可以像正常人一样学习、生活，患病家庭经济和精神压力会极大减轻，幸福感倍增。

　　在国家利民政策的支持下，越来越多的组织和媒体开始关注罕见病，国家医保中心也将肺动脉高压的靶向药如波生坦、安立生坦、马昔腾坦、司来帕格、利奥西呱、曲前列尼尔等药纳入特药医保，给广大患者带来福音，减轻了患病家庭的经济负担。但大多数患者是联合用药，且每个人对药物敏感度、耐受度都不同，还有一些药物没有纳入医保范围，许多患者的医药费仍不能报销，药费每月仍在3000元至10000元，致使他们不能接受规范治疗，无法进行规律的门诊复查。

家有儿女

　　作为父母，最希望的就是孩子们能健康快乐地长大，然而这于我，却是奢望。刘明伟、刘明丽（化名）是我们家的两个天使，提起天使，大家印象中都是很可爱、很活泼的。可是我们家的这两个天使正面临着病痛的折磨，原本是无忧无虑的年纪，却承受着常人没承受过的痛苦。他们分别于2001年和2011年被确诊为肺动脉高压。两个孩子中，儿子的病情比较严重，只能在家里休养，女儿的病情相对稳定，可以去学校学习，但也只能走读，每天都需要有人接送。在医生的建议下，目前两个孩子都在接受靶向药物双联疗法。在求医的几十年里，家里的积蓄已经全部花光。我和爱人学历不高，只能靠四处打零工来维持孩子的药物治疗，两个孩子每人每个月的医药费是3500

多元，一年下来近9万元的费用一度让我们的小家不堪重负。

　　但就在前不久，我们听到一个振奋人心的消息，国家把波生坦、马昔腾坦、安立生坦和司来帕格等靶向药物纳入了医保当中，这对于我们来说是天大的喜事。这意味着，我们的经济压力可以得到缓解，不必再担心因为无力支付医药费而不得不放弃孩子们的治疗，可以继续努力生活。美好的生活是通过自己的努力来实现的，不管有多么艰辛，只要坚持，一定会有回报。让我们一起为明天的美好生活努力奋斗吧！

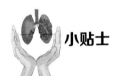 **小贴士**

　　　　肺动脉高压指肺动脉压力升高超过一定界值的一种血流动力学和病理生理状态，可导致右心衰竭，可以是一种独立的疾病，也可以是并发症或综合征。其血流动力学诊断标准为：海平面静息状态下，右心导管检测肺动脉平均压≥25mmHg（国外最新指南已将标准下调至20mmHg）。肺动脉高压被喻为"心血管癌症"，一旦确诊，生存概率降低，生存质量会大打折扣。比如爬坡，上楼，干家务，这些在正常人眼中很平常的事情，

对肺动脉高压患者来说,却是难以实现的。一些病患每天只能躺着,只要一开始干活,就会有症状出现,只能通过休息来缓解。有些患者由于种种原因,错过了最佳的手术治疗时机,只能通过药物来减轻病痛。

肺动脉高压筛查可通过超声心动图检查来进行;而肺动脉高压的确诊依据为右心导管检查。肺动脉高压的治疗手段:①靶向药物治疗:如波生坦、安立生坦、马昔腾坦、西地那非、他达拉非、利奥西呱、司来帕格、曲前列尼尔等。②支持治疗:抗凝治疗、利尿剂、洋地黄、吸氧、铁剂等。③介入治疗:先天性心脏病相关性肺动脉高压,有适应证的,可进行介入封堵治疗。④手术治疗:慢性血栓栓塞性肺动脉高压及大动脉炎累及肺动脉者,有适应证者,可行肺血管球囊扩张术或支架植入。⑤球囊房间隔造口术:用于接受最佳药物联合治疗仍无效的肺动脉高压患者。⑥肺动脉高压射频消融术:用于接受最佳药物联合治疗仍无效的肺动脉高压患者。⑦肺动脉血栓内膜剥脱术:慢性血栓栓塞性肺动脉高压的重要治疗措施。⑧肺移植术:对于药物治疗无效的肺动脉高压患者推荐做肺移植手术。

我会有未来吗

　　小时候时常会想，长大后的自己会以怎样的方式生活在这个世界呢？一间大大的屋子，屋子里有一扇明亮的落地窗，我每天都能够躺在沙发上晒太阳；还有一间不大不小的书房，书架上不用有很多书，但一定都是我喜欢的；书房里当然要有书桌，我依旧延续着每天写日记的习惯，把生活中的感动、温馨瞬间都记录下来，一年一本，全都珍藏起来，里面的每个字都是我认真生活的印记；我能在某所大学的林荫道上散步，在图书馆忙着写毕业论文，或是和三五好友在操场上打篮球……各种美好的憧憬。

　　可上天偏偏不接受你的任何一种畅想，他会在你的一百种、一万种未来期许里，另辟蹊径，让你猝不及防。2019年8

月，刚满23岁的我因为一次重感冒，咳嗽加重，呼吸困难，不能正常走路，指甲发紫而紧急去医院就医，经过一系列检查我被诊断为先天性心脏病合并肺动脉高压。

听到这个消息的瞬间，我是无法相信且难以接受的。先心病？我？怎么可能！我就是感冒而已，而且先天性心脏病不是一出生就应该知道吗？20多年过来了，我从未有过任何不适啊，怎么会被诊断为先天性心脏病呢？还有肺动脉高压，这又是什么病？种种疑问接踵而来，我不知道应该如何面对诊断书上的这两个陌生名词，只记得那天医生叫走我的父母，他们说了很久很久的话。我呆呆地望着病房外的天空，初秋季节的天空和傍晚可真漂亮啊！一群鸟儿自由地飞过树梢，晚霞映红了整片天空，但我感觉不到一丝温暖。那天傍晚，我在医院前的小公园里坐了很久，直到哭红双眼的母亲无声地坐在我身旁时，我决定接受命运的安排。

我开始在百度查询肺动脉高压是一种什么病，可不可以治愈。百度是这样说的："肺动脉高压是肺动脉出现高血压的一种疾患，发生后肺血管结构重建，血液流动空间减少，会出现头晕、胸痛及呼吸困难等症状。如果不治疗，就会造成难以挽回的后果！"每个字眼都刺痛着我。刚刚考上研究生，我期待的美好生活正慢慢朝我走来，但命运就是如此捉弄人，我知道以后的日子里我需要每天吃药，尽管当时大部分靶向药还未纳入医保，价格昂贵，但为了活着，我必须吃药。我曾在我的日记本里记录过我每月的医药费，靶向药物双联用药，平均下来每天的药费近100元，一个月下来差不多3000元，这对一个普通的工薪家庭来说是一笔不小的开支。大夫告诉我们，如果肺动脉高压降不下来，就无法手术，只能吃药维持。

在一点点地对疾病有所了解之后，我知道肺动脉高压被称为"心血管癌症"，如不治疗，生存年限很短，但如果早诊断、早治疗，按医嘱坚持吃药，保持积极的生活态度，就可以明显改善生活质量，延长寿命。在这条求生的道路上，会很艰辛很不易，但在我畅想的未来生活里，我依旧是一个健康自由的人，命运不能打倒我，更何况如今医保政策更加完善，越来越多的靶向药已经进入医保范围，也有更多的爱心人士在关注着我们这个群体，所以我又有什么理由放弃自己呢？

虽然我依旧会经常问我自己：我会有未来吗？但每一次我都会坚定地告诉自己：不论未来有多远，在有限的生命里，我要绽放自己的光彩。如今，我每天都会在日记本里记录下自己的用药、饮食、活动、睡眠、心情等日常情况和其他身体不适，也会每天测量血压，记录体重，注意健康饮食。我可以看到我的进步，我也相信我的未来可以很远，我会拥有自己的落地窗和书桌，会有自己精彩的人生。加油吧，蓝嘴唇人士。

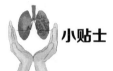 **小贴士**

2020年7月25日，山西省康健重特大疾病帮扶中心与病痛挑战基金会、中华社会救助基金会、水滴公益在山西太原联合举办"2020年罕见病医疗援助工程山西专项援助基金启动会"，宣告山西省首个由多方联合成立的罕见病专项援助基金的启动，为山西省的罕见病病友带来新的希望。专项基金将为山西地区罕见病患者提供医疗资源转介、医保信息、最新药物信息、资金援助等全方位支持，助力患者用药"最后一公里"。

我的人生我做主

小伟（化名）是山西省阳泉市的一名普通市民。2018年9月，因气喘胸闷，无法正常呼吸被紧急送至当地市医院就诊，初步诊断为肺栓塞。由于是突发病情，情况非常危险，医生当晚就下达了病危通知书，好在抢救及时，加上医生的全力救治，4天后小伟的病情得以稳定。出院时，医生说他的病情与肺栓塞相似度极高，但是比肺栓塞更严重，目前的情况是暂且将病情稳定住，建议他立即去北京的大医院做进一步检查。就此，小伟踏上了去往北京的列车。

到北京后，小伟在医院先后做了三次全面检查，并且自费9000多元做了PETCT（正电子发射计算机断层显像）。经过专家会诊，北京某三甲医院的教授最终确定他的病是由大动脉炎引起的肺动脉高压，是一种罕见病。这个消息如五雷轰顶，瞬间压垮了这个七尺男儿。前几次检查已经花费十几万，家里还有两位老人需要赡养，两个孩子正在读大学，上有老下有小，可如何是好。肺动脉高压后期的治疗费用很高，每个月除了靶向药物费用外，还有其他辅助药物的治疗，加上定期抽血、心脏彩超等检查费用，一个普通家庭根本无力承担，他甚至有些绝望了。

经过一段时间的思想斗争，强烈的生存欲望最终让小伟下定决心继续治疗，不放弃自己！治疗初期，小伟在北京做了三次介入手术，但北京的治疗费用太昂贵，家里实在承担不起，在同病房病友的建议下，他最终在天津某三甲医院接受了手术治疗，术后也恢复得挺不错。同时，医生也反复嘱咐他一定要规范用药，合理休息，并且需要定期复查（每三个月或者半年复查一次），注意情绪，不可以太过激动，等等，只有这样才可以维持现状，不使病情继续恶化。

小伟一开始接受的是波生坦单药治疗，后来在医生的建议下加入了他达拉非，治疗方案升级为双联用药。2020年年初，国家把利奥西呱纳入了门诊特殊疾病的药物，让小伟看到了希望，遵医嘱把他达拉非（他达拉非属于自费药物）换成了利奥西呱。当然，不止是利奥西呱，近几年随着国家医保政策的逐步完善，有越来越多的靶向药物被纳入了医保报销范围，极大地减轻了和小伟一样的肺动脉高压病友的经济负担。唯一不足的是，小伟老家所在的小县城目前仍未将这些靶向药物纳入门诊报销范围，有时候甚至买不到药，所以一年下来，小伟还是不得不好几次在大城市、大医院辗转奔波。未来，希望政策能够进一步完善，让与小伟有着一样境遇的患病群体就医能够更方便！

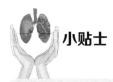 **小贴士**

对肺动脉高压患者定期随访。评估内容包括临床评估（WHO肺动脉高压功能分级和心电图）、运动耐量（六分钟步行试验距离或心肺运动试验）、B型脑钠肽（BNP）或N末端B型脑钠肽（NT-BNP）、超声心动图和右心导管检查。病情稳定的患者每3~6个月随访1次，病情不稳定或联合治疗的患者每1~3个月随访1次。肺动脉高压患者尽量做到每年进行1次右心导管检查，以患者的临床表现、运动能力、超声心动图、血流动力学参数、生化指标等预测变量，对肺动脉高压进行预后评估。

国家陆续把治疗肺动脉高压的靶向药物纳入医保，各个省级医保中心也在积极完善医保通道，并提高了报销比例，这样方便了广大肺动脉高压患者，也体现了社会主义国家医保的意义，造福了肺动脉高压患者，让更多的患者得以改善病情，延长寿命，回归社会。

如果有平行时空

如果有平行时空，你觉得另一个你是什么样的？我想，大部分人的回答会与现在的生活大相径庭，没有对过往的遗憾，没有眼前的琐碎烦恼，生活无忧无虑，充满欢声笑语。

我也不例外，作为一名护士，我见过了太多痛苦、太多家庭的艰难。如果有平行时空，我大概会开一个花店，每天闻着花香，见证幸福。后来，我遇见了一名患者小崔，相遇的时候我们都是26岁，但我是护士，她是患者，她说我就是她平行时空里想象中的样子。我俩一见如故，细聊之下竟发现我们有着相同的理想生活，相同的兴趣爱好。同时，随着相处越来越久，我也慢慢知道了她那些让我心痛的经历。

1995年，我俩在山西省的两个市相继出生，我按部就班地上学、工作，一路上没什么大的挫折，而她的命运则如同唐僧师徒西天取经一般，一路坎坷多磨难。她出生的时候体质就比较弱，小时候经常感冒发烧，看着别的小朋友春天放风筝，冬天打雪仗，自己只有羡慕的份儿。后来上幼儿园，学校组织体检，医生只告诉她让爸爸妈妈带着去大医院检查一下，小小年纪根本不懂发生了什么，只记得后来坐了很久的车，做了许多检查，从医院出来爸爸妈妈心情很不好，从此吃药就像家常便饭一样，没有间断过。直到上小学，她才明白自己患有先天性心脏病，学校的很多集体活动不能参加，老师也对她格外照顾。所有学生都喜欢的体育课，她常常只能坐在一边看着。小时候不懂事，她也会经常冲爸妈发脾气，埋怨他们给了自己一个不健康的身体。长大后才慢慢明白父母的忧虑与艰辛，孩子健康是天底下所有父母最大的愿望啊！

慢慢地，小崔接受了自己生病的事实，按时吃药，及时复查，希望有一天自己也可以毫无顾忌地上一节体育课。但是上了初中，她感觉身体更沉重了，一开始以为是学习压力大，后来嘴唇颜色越来越深，呼吸也经常不顺畅，还容易头晕，爸爸妈妈不放心，又带她去检查。雪上加霜的消息随之而来，这些症状都是由心脏病引起的肺动脉高压导致的，如果不及时接受治疗，随时都会有生命危险。医生说幸亏发现得早，吃药就能控制住。

从小就不停地检查、吃药，小崔看病已经花了家里不少钱，再加上妈妈没有工作，弟弟上学也要开销，全家只能靠爸爸打零工勉强维持着，这个坏消息犹如雪崩前的最后一片雪花，飘飘然落到积贫积弱的家庭。她一度想放弃治疗，但看着操劳的父母和越发懂事的弟弟，她只能不负亲人，依然坚持着，祈祷病情早日好转。

就这样艰难但充满期望地过了几年，小崔找到了工作，弟弟也考上了大学，就在家里的生活有了起色的时候，一直以来操劳的爸爸突发脑梗，家里的顶梁柱倒了。那段日子一家人就像在迷雾里穿行，找不到方向，是亲戚朋友们的帮助和同事邻居们的关心支撑着他们坚持了下来。爸爸康复治疗要花钱，她也精心计算到自己吃一颗药要花多少钱，压力太大的时候，她断药了。所以没过多久，她病情复发而且更严重了，就这样来到了我们医院。照顾她的，是那个同时需要被照顾的爸爸。她常常偷偷哭泣，但看着行动迟缓的父亲都没放弃，她告诉自己，必须得更加坚强。现在，很多用于治疗肺动脉高压的靶向药纳入了医保范畴，治疗费用大大降低。经过一段时间的调理，小崔终于好转出院了，希望我们以后再见面，是以朋友的身份。

现在偶尔想到平行时空时，我不再想自己会是什么样，只是希望那个世界不需要医生和护士，所有人都不会被病痛折磨，人人都笑靥如花。

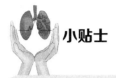 **小贴士**

　　由于种种原因，很多先心病患者未能实现早发现、早治疗，随着病情的不断进展，会导致多种并发症，肺动脉高压就是其中较为严重的一种。国外有调查数据表明，高达30%未封堵的先心病患者会出现肺动脉高压，其中部分患者会发展为艾森门格综合征，从而失去手术机会。

　　随着医学技术的不断进步，肺动脉高压的靶向药物治疗取得了突破性的进展，可显著改善肺动脉高压患者的预后，大大提高患者的生存期，同时也为伴有肺血管病变和肺动脉高压的先心病患者带来转机。目前的临床实践表明，一些患者采用靶向药物治疗后，血流动力学得到了改善，从不能手术变成了可以手术，这令人十分欣喜。如果实在不能手术，患者也不要丧气，依然要做好以下事情：尽量避免脱水；避免极限运动与高海拔旅行；定期检查评估心脏功能；了解铁代谢情况并补充铁剂；女性患者严格避孕。通过积极治疗，将身体的各项指标维持在稳定状态，也能大大延长生存期，提高生活质量。

重生，让我更坚强

随着医疗技术的成熟，被确诊的肺动脉高压患者越来越多。我是山西省肺动脉高压患者中的一员，女，38岁，现居住在山西省太原市。从2010年在北京某知名三甲医院被确诊为重度肺动脉高压以来，至今已经有13年了。

刚被确诊时因为不了解病情，总以为自己可以只凭借强大的信念和意志力战胜病魔。但每次疾病发作时的痛苦，又提醒着自己的身体已如强弩之末，随时都会崩断。我永远也不能忘记发作时，因呼吸困难而恐慌且无助的感觉，就像被人紧紧捂住了口鼻，阻断了全部的呼吸。窒息的感觉让我一次又一次地体验了濒死的痛苦与绝望，就像一条离开了水的鱼，周围即使有再多的氧气也吸不进身体，只能无助且绝望地忍受着缺氧的痛苦。即便疾病不发作时，仅依靠鼻子呼吸对肺动脉高压患者来说也是不够的，肺部会因呼吸障碍而严重缺氧，因此我们常常会不自觉地张大嘴巴呼吸，这种痛苦常人难以想象。对于一个连呼吸都成为奢望的人来说，活下去是多么艰难。然而身体的病痛只是一方面，昂贵的医药费又给我们这个群体带来极大的经济负担。以我为例，因为是重度肺动脉高压，单靠一种药已经控制不住病情，需要两种或三种药物一起使用才能达到延缓病情、减少疾病发作次数的目的。在这种情况下，如果每天足量用药，两种药物加起来每月需要上万元的费用，这让我们这些等药救命的患者只能望而却步。由于家里的经济来源只有我老公一个人的工作收入，所以为了减轻家里的经济负担，我只能将药量减半，甚至只吃足剂量的1/4，我不知道这样能不能达到治疗效果，但只能这样。可即便这样，一个月4000多元的药费对我们来说也是沉重的负担。

可能因为长期用药量不足，我的身体每况愈下，从地铁口到家200多米的路程，我需要走50多分钟。因为每走几步就需要停下脚步来平复一下急促的呼吸和过快的心率，只有38岁的我提前体会到了83岁老年人的状态。

在20多岁的时候，我也曾因为昂贵的医药费怕拖累家人而选择过自杀。当被家人发现并制止后，看着父母满头的白发和痛惜的表情，我打消了这个念头。尽管身体承受着病痛折磨，至少我还活着，还有爱我的丈夫，比那些20多岁、30岁出头就因为不能规范用药而病情加重去世的病友们幸运得多。每次看到病友群里有病友离开，那些幼小的孩子失去父母，年迈的父母失去孩子，我都会感觉那也会是我的将来，让我感到无奈且悲凉。还有那些几岁、十几岁的小朋友，每次看到他们因为家庭负担不起昂贵的医药费而放弃治疗，我都会感到特别惋惜，他们还没有好好感受过这个世界就要离开。

值得庆幸的是，现在我们的国家富强了，医保体系越来越完善，对罕见病的关注度也越来越高了，陆续将肺动脉高压靶向药纳入医保范围，给广大患者带来活下去的希望，减轻了患者的经济负担和心理压力。一路艰辛，我无比知道生命的重要性，珍爱生命，我们顽强不息。

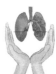 **小贴士**

肺动脉高压曾经被称为"心血管疾病的癌症"，患者若不接受治疗，生存年限很短，如果早诊断、早治疗，按医嘱坚持用药，保持积极乐观的心态，就可以改善肺动脉高压的症状，明显改善生活质量，延长寿命。

十年"抗战史"

自小她便被查出患有先天性心脏病，不能剧烈运动，体力也比常人差好多，稍不注意嘴唇就会发紫。因为家里条件不太好，她没有去医院治疗过，只是平时多注意，避免身体和心理受刺激。一直拖到15岁那年，有一段时间，她经常出现晕倒、心悸等情况。病情的突然加重终于让她下定决心开始就医，辗转几家医院后，她被确诊为重度肺动脉高压，因病情严重，已无法进行手术，只能保守治疗，靠药物来维持。

我就是那个她，来自山西晋中。从小我就知道自己和别的小朋友不一样，在他们无忧无虑地奔跑、跳跃、玩耍的时候，我只能默默地站在旁边看着。小时候叛逆心理很重，我会背着父母偷偷地出去，和小伙伴们踢毽子或者丢沙包，但每次都是以运动过度、极度缺氧而晕倒收尾。时间长了，朋友们也不再邀请我了，自己也慢慢明白，确实不该出去让父母担心。

自生病以来，我的身体每况愈下，不得不停下工作，长期请假，虽然工作单位每个月会发给我基本生活费用，但是对于这个疾病来说，是远远不够的，甚至连基本的医药费用都不够。因为患病，家里的简单农活都干不了，稍微走动做点事就气急、气紧，需要吸氧，药品更是一天都不能断。

记得刚被确诊的时候，我觉得老天对自己太不公平了，明明是花一般的年纪，却好似走到了人生的终点；明明到了该我孝顺父母、减轻父母负担的年纪，却反过来给家里增添了巨大压力。在我对生命失去信心的这段时间，是父母的陪伴与鼓励让我重新振作！爸爸几乎是没日没夜地打工干活，只为能多赚一点钱，让我不停药。妈妈每天陪着我，生怕我有一些不好的念头，无论我干什么都陪着我，开导我，讲一些笑话逗我开心，把自己所有的负面情绪藏起来，不让我发现。妈妈经常和我说，一家人整整齐齐的，才是幸福，才叫家！病魔来了，面对就好，不要逃避。是的，世界这么美好，人生才刚刚开始，为什么要屈服于命运，给生命留下遗憾？我还年轻，何不站起来与其斗争！

除了家人的陪伴，在接受治疗的过程中，我还认识了很多跟我一样的患者，大家都在积极面对疾病，像一个大家庭一样，互相鼓励，相互支持，以乐观的心态面对疾病。难能可贵

的是，期间我还找到我的另一半，他也是我的病友。他的病情
比我更严重，并且没有条件接受正规的治疗，只能用药物来勉
强维持。我们在一起的第五年，他永远地离开了我。离开的时
候，他对我说，一定要带着他的希望活下去……在他走后的一
年，我再次前往北京，踏上求医的旅途。路途的奔波、治疗的
困难，我都咬牙坚持，不退缩。我得为他活着，为每个爱我的
人活着。我知道，或许我这一生都无法彻底摆脱肺动脉高压，
但是，那又怎样，无惧无畏，我不会再被"它"打倒。

除了靶向药物费用的问题，肺动脉高压患者在求医问诊方
面也存在困难。由于刚开始不了解这类疾病，在最初办理住院
的时候，我们经常会遭到各个科室的推诿，需要折腾一番才能
成功办理住院。住院后，医院的各项检查费、治疗费也很高。
因为这个病属于慢性病，无法根治，只能调养控制，每年都需
要多次住院进行治疗，住院也要花费一笔巨额费用！

这些年来，国家的政策越来越好，对罕见病群体的关注度
也越来越高。陆续有药物纳入医保，各省市级医保中心也在积
极响应，波生坦、安立生坦、马昔腾坦、司来帕格、利奥西
呱、曲前列尼尔等靶向药已大幅度降价并且可以报销，这极大
地减轻了我们的经济负担。

爱是一株散发着清香的紫罗兰，在芬芳别人的同时，也美
丽自己！请大家关注、关爱"蓝嘴唇"。

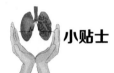 **小贴士**

肺血管结构重构后，血液流动受阻，肺循环阻力变高，迫使右心更加用力地推动血液运输，从而导致右心负担变大，右心结构功能逐渐失去代偿，最终导致心脏衰竭。在肺动脉压变高的同时，从肺部通过的血液循环不畅，导致全身血液循环不畅，造成全身血液停滞，最终导致右心肥大，甚至心脏衰竭。

国外研究显示，在肺动脉高压患者中，右心房或右心室面积越大，患者平均肺动脉压、肺血管阻力、N端脑钠肽前体（NT-proBNP）越高，患者的病情也越严重。

另一项对肺动脉高压患者的随访研究显示，在右心房功能正常而右心室发生损坏的肺动脉高压患者中，平均生存期为1.5年。而在右心房和右心室均发生损坏的肺动脉高压患者中，平均生存期仅为1年。经过系列的运算分析，研究还发现右心功能与生存预后密切相关，并得出结论：右心功能越差，肺动脉高压患者的发展结果就会越差。

花季少年的别样人生

　　25岁是什么样子的？有人拿着研究生毕业证找工作，有人自己创业已小有成就，有人在计划着怎么求婚。而我的25岁是在家和医院之间穿梭，但我并不是医护人员，而是一名肺动脉高压患者，为了维持生命，我必须按时去医院复查。因为患病，我没能按时完成学业，所以现在也没有一份稳定的工作，更别谈找女朋友了。我知道或许有人同情我，但是听完我的故事，我相信更多的人会为我而感动。

　　我叫赵小华（化名），出生于1997年，家住山西省长治市壶关县。记忆里我的童年和大多数人一样是开心快乐的，转折点在我上初中三年级的时候。初中一年级、二年级成绩还不错的我，一心想要努力学习，考上自己心仪的高中，但开学没多久就感觉力不从心，经常头昏脑涨，恶心，没有力气，有时爬三层楼去教室都觉得很累。我把这个情况和家里说了，家人都以为是我学习压力太大，又或者是营养没跟上，于是一边安慰我放轻松，一边变着花样给我做好吃的。但半个多月后我的身体情况并没有好转，在这种情况下迎来了第一次月考，成绩和预料的一样不理想，我担心这样下去会影响中考成绩，开始变得很焦虑。老师也发现我经常感冒，抵抗力很差，建议我先去让校医看看。谁知校医给我简单检查后，非常严肃地说："你的问题恐怕有点严重，最好去大医院查一查吧。"我那时候还将信将疑地说："医生，你可别吓我！"接下来的日子我才知道，这可能是老天爷和我开了一个天大的玩笑。

那天，回家的路格外长，校医的话始终在脑海回荡，回家后我欲言又止，不知道该怎么向家人开口，细心的母亲发现后开始问我，我把校医的话转述后，他们便直接带我去了市里的医院，但是没有最终确诊，我们又来到了山西省某三甲医院，这里的医生给了我最终的诊断结果——肺动脉高压。对这个病知之甚少的我们以为就是普通高血压而已，可是医生科普的话犹如晴天霹雳，它被称为心血管病里面的癌症！年纪轻轻的我就这样被判了死刑，我不甘心，再三找医生确认，但得到的答案都是一样的。接下来我们开始认真了解肺动脉高压，慢慢知道了它的本质就是肺动脉血流受阻，先心病、结缔组织病都是常见的致病因素。如果患者不能及时接受治疗，后期会因为心脏负担加重，造成右心衰竭，导致死亡。好在医生给出了治疗方案——做手术，配合后期的药物治疗。现在，我的病情得到了很好的缓解，我觉得上帝在给我关了一扇门的时候，又给我开了一扇窗，他让我学会了坚强，学会了感恩，学会了珍惜生命，更学会了尊重生命。我知道，和我有同样遭遇的人还有很多，我希望你们也不要放弃！因为比起我们自己，家人、朋友以及医生们最大的心愿都是让我们继续活下去，去完成自己未完成的梦想。

虽然我的25岁好像一无所有，但是我拥有了一个较为健康的身体，这就是我最大的财富。我相信在未来的人生道路上，我也可以继续用抗争病魔的精神来支持自己，鼓励自己，我知道蒸蒸日上的未来在等着我，心仪的工作、美满的家庭也在等着我。

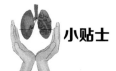 **小贴士**

　　肺动脉高压在冬天特别容易发病、加重，所以患者要注意保暖，千万不要受凉感冒，感冒很容易诱发疾病，咳嗽厉害了容易导致肺动脉高压加剧，引起吐血，加重心衰。患者平时要注意休息，不能太累，不能熬夜，避免心脏负担过重。这个病容易使患者严重缺氧，患者家里可以备台吸氧机，每天睡前吸氧几个小时。饮食上，别吃太辣、太冷的食物，每次别吃太多，不然可能因心衰承受不住这种负荷，导致呕吐。如果病情严重了，要及时去可以治疗肺动脉高压的专科医院治疗，降低死亡风险。建议不要去小医院和没有特效药的医院，可以提前做好咨询再去治疗。

越得过的"大山"

小时候，我总爱问父母：大山背后是什么，还是山吗？会有神仙吗？……长大后发现，想知道山的后面是什么，很简单，只要付诸行动翻过去看看就可以！

大家好，我叫张力（化名）。一听到我的名字，大多数人肯定以为我是女性，但是错了，我可是一家之主，是家里的顶梁柱，家里还有贤惠的妻子和一对活泼可爱的儿女。虽然过得并不富裕，但是一家四口在一起，日子也是幸福美满的。

然而在2019年年底，我突然感觉身体不舒服，一工作就气喘，刚开始以为是干活累的，没有太放在心上。那时候由于众所周知的原因，出门看病也不像平时那么方便，所以一直拖到2020年3月才到医院进行检查，然而检查了各种项目，却没有查出来问题。无奈之下，医生给我开了一些缓解心衰的药，让三个月后复查再看进展。经过三个月的药物治疗，我的病情并没有什么好转，走路稍快点就会气喘，更别说工作了。于是我决定换家医院重新检查，7月去了山西省一家三甲医院就诊，医生建议我住院做详细检查。办理住院后，心内科和呼吸科的相关检查都做了，但仍然没有检查出发病的原因，最后还做了右心导管检查，也没有找到病因。经过众位医生的研究和讨论，最终我被诊断为特发性肺动脉高压。刚查出这个病时，全家都是懵的，都没听说过这个病，上网查询之后才了解了一些基本情况。肺动脉高压俗称"蓝嘴唇"，患者有时会出现呼吸困难、胸闷、气短等症状，一般在情绪波动较大或运动后容易发生胸痛，不可以干重活，要保持心情愉悦，定期检查，等等。对于我这种文化程度不高的人，平时只能靠干体力活儿来养家的人来说，这意味着家里没有了经济来源，无法支付药费以及家里的一切支出。

有时候我也困惑，为什么这种事会发生在我的身上？觉得老天是不公平的，整个人常常处于崩溃状态。自从确诊肺动脉高压以来，我一直都在住院治疗，医药费如流水一般，家里已经无力承担了。一个月的医药费在3000元左右，一年下来就是36000多元。家里的积蓄已经用完了，但是我的病却仍然未有太大的好转，这些压力让我喘不过气来。

就在我决定放弃的时候，突然有一丝亮光照进了我昏暗的世界。随着国家对罕见病的关注越来越高，陆续有靶向药被纳入医保，各省医保中心积极响应，给广大患者带来了福音。尽管报销后还需要自费一部分，但这极大地减轻了患者家庭的负担，至少让患者和家属看到了希望。

人们总说生活不容易，是呀，生活中总会有一些突如其来的事情发生，我们能做的就是向前看，尽自己所能去跨越它，相信一切都会往好的方向发展。

近年来，随着肺动脉高压被大家所熟知，越来越多的肺动脉高压患者得到了社会各界的关注与帮助。各类罕见病就像一座座大山压在患者的身上，山的后面是什么？我们需要通过自己的努力，在祖国的帮助下，越过"这座山"，去看看山后面的风景，那里一定是碧海蓝天，鸟语花香！

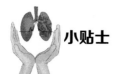 **小贴士**

　　肺动脉高压早期可无症状，尤其是特发性肺动脉高压患者。继发性肺动脉高压患者部分有原发病反复发作，出现原发病相关症状，如结缔组织病相关性肺动脉高压可有脱发、光敏、口腔溃疡、关节炎等。随着病情发展，肺动脉高压患者会出现非特异性症状，其中以呼吸困难最早出现，也最常见，表现为进行性加重的活动后气短，病情严重者休息时有呼吸困难的症状。当病情发展到影响心脏排血量时，患者可出现心脑等重要器官及其他组织供血不足的表现，如晕厥、心绞痛或胸痛、疲乏无力、运动耐量减低等。当病情进一步加重，引起右心功能不全时，患者可出现右心衰的相应表现，如食欲缺乏、恶心、呕吐、上腹胀痛，双下肢、会阴、腰骶部水肿，胸腹水，口唇、指尖、耳郭发绀，神经系统症状等。少数有肺毛细血管前微血管瘤患者，血管瘤破裂后可出现咯血；肺动脉扩张压迫喉返神经的患者，可表现出声音嘶哑等。

由上可见，对患有先天性心脏病、慢性左心疾病或反复心功能不全、慢性肺病或长期严重睡眠呼吸暂停综合征、肺动脉栓塞、慢性肝病存在门静脉高压、风湿病或系统性免疫相关的疾病，甚至血液系统疾病、代谢异常的患者，出现活动后气短、呼吸困难甚至胸闷、胸痛或晕厥，出现口唇、指尖、耳郭等部位发绀，随着病情进展，出现食欲缺乏、恶心、呕吐、上腹胀痛，双下肢、会阴、腰骶部水肿，胸水、腹水等表现，建议到肺动脉高压专科医生处咨询或会诊，进行简单易行、廉价、无创的心动超声初步筛查。

如果有"如果"

如果有"如果"就好了，那样所有未能如愿的事情都可以用"如果"来得到美好的结局。谈及母亲，每个人想说的一定很多很多，有过去，有现在，还有未来。我也在想，如果妈妈还在，是不是以后的日子也是充满欢声笑语？

我的妈妈是个非常普通却善良的女人，平时，她嘴上总带着甜甜的微笑，仿佛生活中没有一丝不如愿，但其实，妈妈从小就患有先天性心脏病。妈妈是在家里出生的，那个年代，很少有人会去医院生孩子。出生一个月后，妈妈生病了，和正常婴儿不一样，她喘气很费劲，一直哭，姥姥就带她去医院，这才检查出来妈妈患有先天性心脏病。医生说她活不了多大，那个时候姥爷一个月工资才几十块钱，没有能力去更大的地方治病，只能先养着。全家人都很用心地照顾着她，妈妈从小就是家里人捧在手心里长大的。

妈妈24岁生我的时候，中途突然大出血，经过抢救后母女平安，我很健康，妈妈也挺了过来。那个时候，妈妈还没确诊肺动脉高压，对这个疾病一点也不了解。其实对于肺动脉高压患者来说，怀孕是最可怕的，它会使患者的心脏负荷过重，从而引起心脏衰竭。有时候我在想，如果我有先心病合并肺动脉高压，我一定不会生孩子。但是妈妈告诉我，她并不后悔生下我，只是担心这个病会遗传，好在我健健康康的，她已经感到非常满足和幸福了。这就是母爱，妈妈对我的爱。

这些年，因为妈妈的病情，我们去过很多地方，我还在读初中的时候，妈妈因为吐血严重，在朋友的推荐下，去了北京某知名三甲医院，被确诊为肺动脉高压。那个时候检查的结果是，已经不能手术了，只能先住院，用药物维持治疗。一直到2014年年初，因为我们邻居是山西省某三甲医院的护士，所以从北京回来，妈妈就一直去这家医院治疗。

即使病痛缠身，妈妈依然十分乐观，平时一有时间就出去旅游，到全国各地去看风景，认识不同的人，交志趣相投的朋友。

2019年10月份，妈妈眼底出血，我请假准备带她去医院，还没走出小区，妈妈的身体就一直往我身上倒，我觉得有点不对劲儿，想起之前外公和我说过，眼底出血须注意，可能是脑梗。这次妈妈直接住进了重症病房，住了一周左右，情况好转后就回家了。脑梗之后，妈妈的大脑就不太灵敏了，虽然肢体没受什么影响，但是心态没之前好了，说话有时候也颠三倒四的。

2021年5月，妈妈突然感冒发烧。6号去医院检查，说是基础病，没检查出来具体病因。7号又去了某三甲医院，准备住院检查，好好看看是怎么回事。因为疫情的原因，必须要做核酸才能住院，当时检查核酸的下班了，只能第二天再来，于是我先带妈妈回家。可就在当晚，妈妈出现了非常严重的抽搐，我颤抖着拨打120，去了某三甲医院，医生当时就下了病危通知书，说需要做手术，术后直接进了重症监护室。在重症监护室坚持了40多天后，妈妈还是离开了。我想，如果有天堂，妈妈一定是去天堂了。妈妈走后，我虽然伤心，但同时也得到一些安慰。这么多年，我眼睁睁地看着妈妈不停地与病魔作斗争，不停地服药治疗，忍受病痛的折磨，现在她解脱了。

处理完后续的事情，我把妈妈治疗肺动脉高压的药物无偿送给了同病室的病友，我想让他们减轻一些病痛的折磨。

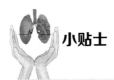 **小贴士**

　　一般来说，部分先天性心脏病合并肺动脉高压患者尚有手术治疗的机会，最好尽早发现，尽早治疗，如果将其置之不理的话，后果会更严重。通常肺动脉高压需要及时进行控制，否则可能危及生命。肺动脉高压经过严格控制后，部分患者尚有手术治疗的机会。

　　肺动脉高压患者要以休息为主，并服用降肺动脉压、改善心功能的药物，必要时进行手术治疗。尽量让患者保持安静，避免过度劳累，保证充足的睡眠，定期去肺动脉高压中心专病门诊规律随访，严格遵照医嘱服药，以确保疗效。

　　患者及其配偶要戒除不良生活习惯，如嗜烟、酗酒等。外出时注意保暖，避免感冒，尽量不去人群密集的地方。规律生活，按时作息。情绪稳定，不大喜大悲，娱乐要有节制。注意饮食卫生，不暴饮暴食，不吃太油腻的食物。不要讳疾忌医，身体不舒服，要及时就诊。

从不后悔，永不言败

　　我叫刘羽琴（化名），是山西省太原市的一名先天性心脏病室缺患者。1998年，在婚后怀孕7个月的一次产检中，我被诊断为先天性心脏病，室缺20cm。当时医生建议我立刻终止妊娠，因为怀孕会进一步增加先心病患者的心脏负担。或许是因为年轻，我从未感觉到身体有什么不舒服，只是有时候感觉体力会弱些，所以当时并没有听从医生的建议与劝告，还是冒着生命危险生下了女儿，幸运的是女儿特别健康，但危险与艰难也随之而来——我的病情加重了。

　　自那以后，我的身体状况越来越差，经常出现头晕、呼吸困难等症状，体力也大不如前。我开始担心害怕起来，我担心自己的病情，更害怕不能陪伴女儿长大，我不想让她的生命里缺失母爱。

于是我前往山西某三甲医院住院治疗，经过一系列检查后，我被确诊为肺动脉高压。当时的医疗水平有限，只能用一些简单的药物进行降压治疗，并没有明确的治疗方案。我不甘心、不认命，又前往北京某知名三甲医院找寻专家进行治疗。但现实总是残酷的，去了北京后，医生的一句"回家吧，吸吸氧气，没有手术的必要了"让我的心情一落千丈。因为检查显示我已经到达重度肺动脉高压了，医生说手术后的状况不一定会比现在好。

我该如何面对这样的状况呢？回家后看到可爱的女儿一声声地叫着妈妈，我心如刀割。看着她，我心想一定一定不能放弃治疗，我要尽最大的努力延长自己的生命，陪她长大，哪怕能多坚持一天也是好的。于是我开始了与药为伍的生活。当时还没有肺动脉高压的靶向药，只能服用一些基础药物，药物的副作用让我经常流鼻血，不夸张地讲是半盆半盆地流，身体也更虚弱无力，有时候连出门都费劲。

就这样坚持了好多年，靶向药物陆续上市并被纳入医保，让我们这些肺动脉高压患者有了生存的希望。后来在与病友的交流中以及医生的建议下，我也开始接受靶向药物治疗，感谢国家及各爱心组织对罕见病的关注，我会一直坚持努力，为自己，也为能陪我的女儿走更远更长的路，见证她的幸福。

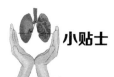 **小贴士**

　　怀孕会增加心脏负担，妊娠和生育会加重肺动脉高压患者的病情。有研究表明，妊娠合并肺动脉高压的孕产妇死亡率非常高，肺动脉高压孕产妇合并艾森门格综合征的病死率尤其高。近年来，随着对疾病认识的深入和治疗手段的进步，患者病死率已经显著下降，但还是比较高的。孕产妇的血容量会随着激素水平和体液的变化不断增加，同时肺血管随着血容量的变化可进行自身调节，正常情况下不影响心肺功能。而妊娠合并肺动脉高压患者由于其自身肺动静脉的调节能力下降，随着血容量增加，心功能明显下降，循环紊乱加重，最终导致患者出现心功能衰竭、电生理紊乱、血管栓塞等并发症，严重者可危及患者生命。

科普宣教篇

概　　述

　　肺动脉高压（pulmonary hypertension，PH）是指由多种异源性疾病（病因）和不同发病机制所致肺血管结构或功能改变，引起肺血管阻力和肺动脉压力升高的临床和病理生理综合征，继而发展成右心衰竭甚至死亡。近年来PH研究领域取得了许多进展，诊断及治疗策略不断更新，国内外也在不同领域发表了PH相关治疗指南和专家共识。

　　目前广泛采用的PH血流动力学定义和诊断标准为：海平面、静息状态下，右心导管测定平均肺动脉压（mPAP）≥25mmHg（1 mmHg=0.133 kPa）（国际指南已将标准前移至20mmHg），或运动状态下mPAP≥30mmHg。对于动脉性肺动脉高压（PAH），除了上述标准外，尚需满足肺毛细血管嵌顿压（pulmonary capillary wedge pressure，PCWP）或左心室舒张末压≤15 mmHg，肺血管阻力（pulmonary vascular resistance，PVR）>3 Wood单位（国际指南已将标准前移至2 Wood单位）。在疾病早期，疑似肺动脉高压患者中的诊断性检查，多普勒超声检查是无创且一线推荐的检查。

最近修订的PH临床分类，按照相似的病理生理、治疗策略和预后特点，将PH分为5大类。PH新的临床分类反映了当前对PH发病机制、病理生理和诊治策略的最新认识，更符合临床诊治的实际情况。

1.PAH：包括原因不明的特发性肺动脉高压（IPAH）；具有家族遗传倾向者称为FPAH；某些危险因素或疾病相关性PAH（associated，APAH）；肺静脉或毛细血管受累引起者，如PVOD、PCH；新生儿持续性肺动脉高压（persistent pulmonary hypertension of the newborn，PPHN）。PAH是近年来医学研究的热点，近年开发的多种新型治疗药物也主要针对这一类型。PAH共同的病理改变是肺小动脉及肺细小动脉中层肌性肥厚，肺微细动脉肌型化，血管内膜纤维性增生，管腔狭窄、闭塞，可伴有原位血栓形成。部分PAH尚表现有肺细小动脉丛状病变，肺小动脉外膜出现纤维性增厚等。

2.左心疾病伴发的PH，有学者称之为静脉型PH或肺静脉高压，主要指左心房、室病变或左心瓣膜病引起肺静脉淤血和压力增高，如左心衰竭、二尖瓣狭窄、二尖瓣关闭不全等，此时，肺动脉内的血液只有克服增高的肺静脉压力才能通过毛细血管流向肺静脉，因此肺动脉压力常增高。在该型PH中，早期病变主要累及肺静脉，可产生肺细小静脉、肺小静脉"动脉化"和内膜纤维化，后期肺细小动脉也产生中层肥厚。

3.肺疾病或低氧血症或两者均相关性PH，主要累及肺动脉，简称为低氧性PH，主要原因为缺氧或肺毛细血管床破坏。

4.慢性血栓或栓塞性或两者并存性PH，或简称栓塞性PH，包括近端或远端的肺动脉血栓、肿瘤、寄生虫及异物等的栓塞。在栓塞基础上容易伴发血栓形成，引起肺细小动脉中层肥厚、内膜纤维化、管腔狭窄或闭塞。

5.其他疾病引起的PH，包括结节病、肺朗格汉斯细胞组织细胞增多症、淋巴管平滑肌瘤病、肺血管受压（如肿瘤、腺体增生、纤维纵隔炎等）等。这些情况下发生PH的机制比较复杂，尚在探讨之中。

PH尤其是PAH是一种潜在的致命性疾病，若不及时诊断、积极干预，大多数患者预后极差。国外资料表明，多数IPAH患者在出现症状后2年左右才被明确诊断，而诊断后的自然病程平均不超过3年。因此，如何早期诊断、规范治疗PAH

是广大临床医师面临的一个重要挑战。为此，临床医师需明确PH的概念和临床分类，熟悉发生PAH的高危人群，尽可能对高危人群进行早期筛查；掌握PAH诊断和鉴别诊断的疾病谱，按照WHO临床分类对PH进行分类诊断；根据分类采取针对性治疗措施。

发病机制

PAH的发生、发展过程与肺血管结构和/或功能异常（即肺血管重构）密切相关。肺血管床内膜损伤、中层肥厚、外膜增殖/纤维化导致肺动脉管腔进行性狭窄、闭塞，肺血管阻力不断升高，进而导致右心功能衰竭甚至死亡。但PAH的发病机制尚未完全阐明。现认为，肺血管重构是遗传因素（基因突变），包括表观遗传因素（DNA甲基化、组蛋白乙酰化、微小RNA等）以及环境因素（如低氧、氧化应激、机械剪切力、炎症、药物或毒物等）共同作用的结果。多种血管活性分子，如内皮素、血管紧张素Ⅱ、前列环素、一氧化氮、一氧化碳、硫化氢及二氧化硫、雌激素等，多种离子通道（钾离子通道、钙离子通道），多条信号通路［MAPK通路、Rho/ROCK通路、

PI-3K/AKT通路、骨形态发生蛋白（BMP）/转化生长因子B（TGF-B）通路、核因子κB（NF-κB）通路和Notch 通路122-23.26-27］，也在肺血管重构中发挥重要调节作用。

早期筛查

尽管临床医师对肺动脉高压的诊断意识已明显提高，但大多数患者确诊时仍为疾病晚期。临床医师应对肺动脉高压高危人群定期进行超声心动图筛查，以便早诊断、早治疗。尤其应定期对PAH相关基因（BMPR2或其他相关基因）突变携带者、IPAH及遗传性PAH患者亲属、结缔组织病患者（尤其是系统性红斑狼疮患者）、先天性心脏病患者、门静脉高压患者、HIV感染者和静脉血栓栓塞症患者等进行超声心动图检查。

治　　疗

一、一般性治疗

1.避孕：肺动脉高压患者妊娠期病死率显著升高，生育期女性患者应严格避孕。尽管急性肺血管扩张试验阳性IPAH患者的妊娠安全性已有明显改善，但仍应在肺血管疾病专科和产科医师的严密随访下进行，剖宫产是此类患者的首选方案。

2.康复和运动训练：病情相对稳定的患者应进行适度运动和康复训练，有助于提高运动耐量、心肺功能和改善生活质量。建议患者在有经验的心脏或呼吸病中心接受康复训练，运动以不引起明显气短、眩晕、胸痛为宜。

3.择期手术：即使对PAH患者进行择期手术也会增加风

险，应尽可能采用局部或区域阻滞麻醉，避免全身麻醉，尤其是需气管插管的全身麻醉手术。

4.预防感染：感染可导致肺动脉高压患者病情加重，推荐患者在秋冬交替季节接种流感疫苗和肺炎链球菌疫苗，降低肺部感染发生风险。

5.心理支持：肺动脉高压患者易产生不同程度的焦虑和／或抑郁情绪，应充分考虑并评估患者的精神心理状态，鼓励家属给予其心理支持，必要时请专科医师进行干预和疏导。

二、支持性治疗

1.口服抗凝药：慢性血栓栓塞性肺动脉高压（CTEPH）患者需终生抗凝，而其他类型肺动脉高压尚无证据支持抗凝治疗可使患者获益。合并矛盾性栓塞的艾森门格综合征以及合并肺动脉原位血栓形成的患者需酌情进行抗凝治疗。

2.利尿剂：右心衰竭失代偿期患者往往合并水钠潴留，表现为中心静脉压升高、肝淤血、腹水和外周水肿，利尿剂可有效改善上述症状。临床中对容量不足，尤其心导管测定右心房压力偏低，超声心动图提示左心室严重受压且血压偏低的患者，应谨慎使用利尿剂。常用利尿剂包括袢利尿剂和醛固酮受体拮抗剂。血管升压素V_2受体拮抗剂在此类患者中尚缺乏循证医学证据，需在有经验的中心严密监测下使用。应用利尿剂时应监测肾功能和血生化指标，避免出现电解质紊乱和血容量下降引起的肾前性肾功能不全。

3.地高辛和其他心血管药物：地高辛可改善PAH患者心排血量，但长期疗效尚不清楚。对合并快速型房性心律失常患者可考虑应用地高辛控制心室率。除左心疾病所致肺动脉高压，不建议对其他类型的肺动脉高压患者应用血管紧张素转换酶抑制剂（ACEI）/血管紧张素Ⅱ受体阻滞剂（ARB）、β受体阻滞剂、硝酸酯类药物和伊伐布雷定等药物。特殊情况需应用时，应严密监测患者血压、心率和症状，避免PAH靶向药物和上述药物合用产生严重不良反应。

4.铁剂：缺铁在PAH患者中较为普遍，可造成PAH患者运动耐量下降，病死率增加，并且这种铁缺乏与贫血无关。铁缺乏患者可考虑铁替代治疗，推荐静脉注射铁剂。

5.吸氧：当外周血氧饱和度<91%或动脉血氧分压<60mmHg时建议患者吸氧，使血氧饱和度有所上升，从而改善症状。

三、钙通道阻滞剂治疗

需要注意的是，只有急性肺血管扩张试验阳性的PAH患者可单独进行大剂量钙通道阻滞剂治疗。心率偏快首选地尔硫䓬，心率偏慢则首选硝苯地平或氨氯地平。治疗此类PAH患者所需剂量往往较大：硝苯地平120~240mg/d，地尔硫䓬240~720mg/d，氨氯地平20mg/d。先给予常规起始剂量，观察患者血压、心律、心率、心电图及症状变化，逐渐增加至最大耐受剂量，并定期随访，至少每3个月进行1次超声心动图检查。建议服药1年后复查右心导管，如患者WHO心功能稳定在Ⅰ、Ⅱ级，右心结构和功能基本正常，右心导管测定肺动脉压力正常或接近正常（mPAP≤30mmHg），可判断患者对钙通道阻滞剂治疗持续敏感，可继续长期治疗。如不满足上述标准，需考虑逐渐转换为PAH靶向药物治疗。

常见靶向药

1.波生坦。

适应证：适用于治疗WHO功能分级Ⅱ~Ⅳ级的肺动脉高压（WHO第1组）的患者，以改善患者的运动能力，减少临床恶化。

用法用量：本品初始剂量为1天2次，每次62.5mg，持续4周，随后增加至维持剂量125mg，1天2次。大于1天2次、1次125mg的剂量不会带来额外益处抵消肝毒性风险增加。本品应在早、晚进食前后服用。

注意事项：患者在治疗前必须检测肝脏转氨酶水平，并在治疗期间每月复查一次。如果肝脏转氨酶升高并伴有肝损害临床症状（如贫血、恶心、呕吐、发热、腹痛、黄疸、嗜睡和乏力）、流感样症状（关节痛、肌痛、发热）或胆红素升高2倍正常值上限时，患者必须停药且不得重新应用本品。

禁忌证：①对波生坦及本品所含任何成分过敏者；②孕妇或者未采取充分避孕措施的育龄期妇女；③中度或重度肝功能损伤患者和/或肝脏转氨酶的基线值高于正常值上限的3倍，尤其是总胆红素增加超过正常值上限的2倍的患者；④合并使用环孢素A者；⑤合并使用格列本脲者。

2.安立生坦。

适应证：适用于治疗有Ⅱ级或Ⅲ级症状的肺动脉高压患者（WHO组1），用以改善运动能力，延缓临床恶化。

用法用量：①起始剂量为5mg，每日1次；如果耐受则可考虑调整为10mg，每日1次；②药片可在空腹或进餐后服用。不能对药片进行掰半、压碎或咀嚼。

注意事项：①有致胎儿畸形的风险，用药期间要严格避孕，禁用于已怀孕及哺乳期妇女；②有肝损害可能，用药前应进行肝功能检查，用药期间应每月查一次肝功能。

3.马昔腾坦。

适应证：用于治疗肺动脉高压（WHO第1组），以延缓疾病进展。

用法用量：每次10mg，每日1次。本品的推荐剂量是10mg，每日1次，口服，可随餐或空腹服用，不建议患者将药片掰半、压碎或咀嚼服用。

注意事项：应每天在固定时间服用本品。如果漏服应尽快补服，并在固定时间服用下一剂药物，同时须告知患者不得服用双倍剂量来弥补漏服的那次剂量。

4.西地那非。

适应证：动脉型肺动脉高压患者一般均适用。

用法用量：每次20mg，每日3次。

不良反应：头痛、潮红、消化不良、鼻塞、视觉异常、背部疼痛、肌痛、恶心、头晕、皮疹。

5.他达拉非。

适应证：动脉型肺动脉高压患者一般均适用。

用法用量：每日1次，1次20mg；最大剂量可用到每日1次，1次40mg。

不良反应：耐受性良好，多为轻、中度，眼睑肿胀或者描述为眼痛和结膜充血是非常少见的副反应。常为一过性，如头痛、眩晕、颜面潮红等。

禁忌证：①在最近90天内发生过心肌梗死的患者；②不稳定型心绞痛的患者；③在过去6个月内达到纽约心脏病协会诊断标准2级或超过2级的心衰患者；④难治性心律失常、低血压（<90/50mmHg）或难治性高血压患者；⑤最近6个月内发生过中风的患者。

6.利奥西呱。

适应证：治疗PAH和不宜手术的慢性血栓性肺动脉高压

（CTEPH），在治疗结缔组织病相关PAH和手术纠正后的先天性心脏病相关PAH中的疗效和安全性均良好。

用法用量：成人的起始推荐剂量为1mg，每日3次，之后根据患者耐受性以每2周0.5mg的剂量逐渐向上递增，直至最大剂量2.5mg，每日3次。

不良反应：消化道症状（恶心、呕吐、腹泻）最为常见（49%），约9%的患者出现低血压，6%的患者出现咯血。大多数患者不良反应为轻、中度，约11%的患者因无法耐受而停药。

禁忌：禁止与如西地那非、他达拉非或伐地那非及非特异性PDE抑制剂（如双嘧达莫或茶碱）、硝酸甘油等联合应用，既往反复咯血者慎用。

7.曲前列尼尔。

适应证：适用于功能分级为Ⅱ～Ⅳ级的原发性和遗传性肺动脉高压（58%）、与先天性体肺循环分流相关的肺动脉高压（23%）以及与结缔组织疾病相关的肺动脉高压（19%）。

穿刺部位选择：腹部、上臂背侧（询问睡眠姿势）。从腹部开始施行治疗：是最容易自行给药、监测输注部位和处理局部反应的部位。需要避开的部位：脐周2.5cm范围内。影响吸收的部位：妊娠纹、生长纹、肥胖纹、瘢痕、淤青处、原来的输注部位水肿处。有腹水的患者需避开腹部。舒适度不佳的部位：腰带处、衣服常摩擦部位。

用法用量：可通过皮下或静脉持续注射，皮下注射推荐的起始剂量为1.25 ng/（kg·min），之后根据患者反应逐渐加量，目标剂量一般为20~80 ng/（kg·min）。

不良反应：常见有头痛、恶心、腹泻、腹痛、乏力等反应，但并不引起血常规、肝肾功能改变。皮下注射的常见不良反应为输注部位疼痛、消化系统症状、面部潮热和头痛等。在发生明显不良反应的患者中，可考虑减缓加量速度，并适当进行对症治疗。

注意事项：本品与利尿剂、抗高血压药物或其他血管扩张剂合用，可能增加症状性低血压的风险；由于曲前列尼尔抑制血小板聚集，可能会增加出血风险，尤其是正在服用抗凝血剂的患者。

8.司来帕格。

适应证：用于治疗肺动脉高压以延缓疾病进展及降低因肺动脉高压而住院的风险。显著改善PAH患者的血流动力学参数，包括肺血管阻力和心指数。药物耐受性较好。

用法用量：推荐起始剂量为0.2 mg，每日2次。之后以0.2 mg、每日2次的幅度增加剂量，通常每周增加一次。个体化剂量滴定及个体化维持剂量遵医嘱。吞咽整个片剂，不要分裂、挤压或咀嚼。

不良反应：该药物以胃肠道代谢为主，少量可经肾脏代谢。目前，不建议有严重肝肾功能损伤的患者使用此药。不良反应主要为头痛和消化系统症状，主要表现有头痛、腹泻、下颚疼痛、恶心、呕吐、四肢疼痛、肌痛。

手术或介入治疗

一、球囊扩张房间隔造口术

球囊扩张房间隔造口术通过右向左分流降低右心房压力,增加左心室前负荷和心排血量。尽管球囊扩张房间隔造口术会因右向左分流增加导致动脉氧饱和度降低,但心输出量增加可改善体循环氧气运输,并降低交感神经过度兴奋。在有经验的医疗中心,球囊扩张房间隔造口术可作为重症肺动脉高压姑息性治疗手段或肺移植前的过渡性治疗措施。该治疗有一定风险,需谨慎选择临床适应证。禁忌证:终末期患者右房平均压>20mmHg,静息状态动脉血氧饱和度<85%等。球囊扩张房间隔造口术多采用球囊逐级扩张法,但瘘口再闭塞率高,因而

血流动力学改善难以长期维持。新的造口方法包括使用射频消融导管进行房间隔造口或植入带孔封堵器等，它们的疗效和安全性尚有待证实。

二、肺或心肺联合移植

经充分的内科药物治疗（至少使用过包括静脉或皮下前列环素类药物在内的联合治疗），仍合并严重血流动力学受损（心指数＜2L/min·㎡）、运动耐量显著降低（六分钟步行距离＜350m）和明显右心衰竭征象的肺动脉高压患者可考虑行肺移植或心肺联合移植。对于终末期PAH和慢性呼吸系统疾病所致肺动脉高压患者，一般选择肺移植即可。对于复杂先天性心脏病和左心疾病所致肺动脉高压则需考虑心肺联合移植或单纯心脏移植治疗。PVOD和PCH由于缺乏有效的治疗药物，多数患者病情进展迅速，确诊后应及早进行肺移植评估。目前国际心肺移植协会对于绝大部分PAH患者推荐双肺移植。IPAH患者肺移植术后3个月的病死率（23%）显著高于因慢性阻塞性肺疾病或囊性纤维化（均为9%）行肺移植治疗的患者，主要原因是约1/3的PAH患者肺移植术后左心室充盈压突然升高，诱发左心衰竭。最近有中心报道，在体外膜肺氧合（ECMO）支持下，PAH患者肺移植术后3个月、1年和5年生存率分别为93%、90%和87%。我国终末期PAH接受肺移植治疗的数量较少，有研究显示18例IPAH患者行双肺移植术后1年和3年生存率分别为77.8%和72.2%。

三、肺动脉去神经术

我国有学者开展了一系列经皮肺动脉去神经术治疗对药物治疗反应不佳的肺动脉高压患者的临床试验，发现部分患者心功能和血流动力学参数有所改善。不过该技术具体应用范围和疗效仍有待进一步证实。

并　发　症

一、心律失常

心律失常是肺动脉高压的常见并发症，尤其当右心结构重构明显或合并电解质紊乱时容易发生。与左心疾病相比，恶性室性心律失常如室性心动过速、心室扑动和心室颤动在肺动脉高压患者中非常少见。我国开展的一项特发性肺动脉高压（IPAH）心律失常的观察性研究显示，室上性心动过速6年累积发生率为15.8%。持续性房性心律失常尤其是房颤和房扑提示预后不佳。室上性心律失常一旦发生，应积极复律治疗，药物难以复律时可考虑电复律或射频消融。

二、咯血

　　咯血是肺动脉高压患者的常见并发症，也是导致患者病情加重甚至死亡的重要诱因。咯血可来源于肺动脉畸形或代偿扩张的支气管动脉。一些特殊类型的肺动脉高压如遗传性出血性毛细血管扩张症合并肺动脉高压、艾森门格综合征和慢性血栓栓塞性肺动脉高压更易咯血。咯血严重程度差异较大，大部分患者为少至中量咯血，一般可自行终止，无须特殊处理。部分患者可发生严重的大咯血或迁延多日的咯血，可导致窒息、失血性休克、肺不张、严重肺部感染以及猝死等危及生命的情况。有研究报道肺动脉高压患者咯血发生率为1%~6%。对于肺动静脉瘘破裂导致的严重出血需行肺动静脉瘘介入封堵治疗，对于支气管动脉迁曲扩张破裂所致的严重咯血可考虑支气管动脉栓塞治疗。无论肺动静脉瘘介入封堵还是支气管动脉栓塞治疗均有导致肺动脉高压病情加重的风险，一旦发生，应积极治疗。

三、机械并发症

　　肺动脉高压的机械并发症通常与肺动脉进行性扩张有关，

包括肺动脉瘤样扩张导致破裂和夹层，压迫胸腔组织如左冠状动脉主干、肺静脉、主支气管和喉返神经等。其症状和体征与具体压迫的部位相关，包括胸痛（类似心绞痛）、单侧声带麻痹导致的声音嘶哑、局部肺水肿和猝死等。增强胸部CT是诊断肺动脉扩张及其他血管组织受累最重要的方法。肺动脉高压合并肺动脉瘤样扩张、假性动脉瘤和夹层尚缺乏有效的治疗方法。对于冠状动脉左主干显著受压并表现为明显心绞痛的患者可考虑经皮冠状动脉介入治疗。

答疑解惑篇

什么是肺动脉高压

肺动脉高压是指肺动脉压力增高的一种疾病，发生肺动脉高压后，肺动脉管腔变得狭窄，甚至出现堵塞，肺部血液减少，致使患者出现头晕、胸闷、乏力、呼吸困难，甚至晕厥等症状。

肺动脉高压患者有哪些症状

　　肺动脉高压患者常见症状包括活动后气促、乏力和体力下降、弯腰后气促、心慌、咯血、活动后腹胀和呕吐、体液潴留造成的体重增加、晕厥（活动中或活动后）。肺动脉高压相关罕见症状有：活动后胸痛（左冠脉主干压迫相关）、声嘶（发音困难）、气短、喘息、咳嗽、下呼吸道感染、肺不张等支气管压迫相关的症状。严重患者出现皮下水肿、胸水、腹水、心包积液等，还可出现心律失常和猝死。

哪些人是肺动脉高压的高危人群

1. 特发性及遗传性肺动脉高压患者亲属：即家族成员中有肺动脉高压患者的人群。

2. 先天性心脏病患者。

3. 结缔组织病患者：如系统性红斑狼疮、干燥综合征、硬皮病等患者。

4. 门静脉高压患者：因肝硬化、血吸虫病等出现门静脉高压者。

5. 静脉血栓栓塞患者。

6. 艾滋病病毒感染者。

7. 服用减肥药物者、长期接触有毒化学品的人群。

8. 其他疾病患者：如甲状腺疾病、血管炎、慢性溶血性贫血等患者。

肺动脉高压诊断标准是什么

　　海平面状态下、静息时，通过右心导管术测得肺动脉平均压≥25mmHg（国外指南已将诊断标准前移至20mmHg），就可以确诊为肺动脉高压。

肺动脉高压患者需要做哪些检查

1. 心电图：提示右心增大等。

2. 胸部X线片及CT：X线片显示肺动脉扩张和心脏大小改变，还可提示其他肺部疾病。CT显示肺动脉直径、升主动脉直径及相互关系。

3. 超声心动图：估测肺动脉压力，可显示瓣膜病、先天性心脏病等心脏结构，评估右心功能，是早期诊断和筛查肺动脉高压的无创检查。

4. 肺通气/灌注扫描：判断有无肺血管阻塞性病变（肺栓塞、肺动脉狭窄、肺静脉狭窄等）。

5. 心肺运动实验：评估心肺功能的重要检查。

6. 六分钟步行试验：评估患者运动耐量。

7. 右心漂浮导管：诊断肺动脉高压的"金标准"。

肺动脉高压应如何治疗

当前肺动脉高压的治疗主要包括药物治疗和手术治疗。

药物治疗包括支持治疗和靶向治疗。支持治疗主要包括吸氧和使用抗凝、利尿剂、强心剂、铁剂等，主要目的为改善患者症状。靶向治疗是针对发病机制采取的治疗措施，不仅可缓解症状还能提高患者的长期生存率和生活质量。临床常用的靶向药物有波生坦、安立生坦片、马昔腾坦、西地那非、他达拉非、利奥西呱、司来帕格、曲前列尼尔等。

手术治疗主要包括射频消融术、房间隔造瘘术、降主动脉与左肺动脉分流术、肺血管球囊扩张术/血栓剥脱术、肺移植/心肺移植。

部分患者可找到导致肺动脉高压的原因，从而根据病因进行治疗。临床最常见的包括先天性心脏病导致的轻度肺动脉高压，可以通过手术根治先天性心脏病，从而缓解肺动脉高压；慢性血栓栓塞导致的肺动脉高压，要在靶向药物治疗的基础上进行抗凝治疗，必要时进行球囊扩张术或者肺动脉内膜剥脱术；风湿免疫疾病导致的肺动脉高压，应在肺动脉高压治疗的基础上，应用免疫抑制剂、激素等药物治疗风湿免疫系统疾病，实现双达标。

肺动脉高压患者应如何做好自我管理

1. 平时规律生活：按时作息，均衡饮食，避免劳累和情绪波动。

2. 避免剧烈运动：不做重体力工作，不进行爬山、游泳、打篮球等剧烈运动。建议进行平地散步等较轻松的活动。避免在餐后、气温过高和过低的环境中运动。

3. 谨慎出行：避免去高海拔地区，谨慎坐飞机或在飞行过程中氧气支持。

4. 注意避孕：育龄期妇女应注意避孕，妊娠和生育会加重病情。

5. 预防感染：外出时应注意保暖，少去人群密集的地方，避免感冒。

6. 定期随访：病情稳定的肺动脉高压患者建议每3~6个月随访一次。

什么是慢性血栓栓塞性肺动脉高压

慢性血栓栓塞性肺动脉高压（CTEPH）是指由于多种原因血栓未溶解，血栓机化、纤维化，肺动脉内血栓没有完全溶解、机化后导致血管堵塞，同时合并小肺动脉重构，最终导致肺动脉阻力，形成长期慢性肺动脉高压。

什么是特发性肺动脉高压

特发性肺动脉高压是一类无明确原因、以肺血管阻力进行性升高为主要特征的恶性肺血管疾病。要注意排除所有可能导致肺动脉高压的因素，方可诊断特发性肺动脉高压。

什么是肺动脉球囊扩张术

肺动脉球囊扩张术是一种创伤小、适应证更为宽泛的介入方法，其原理是通过扩张狭窄或闭塞的肺动脉，改善肺动脉的血流灌注，降低肺动脉压力，从而改善右心功能。

经皮肺动脉球囊扩张术是治疗狭窄性肺动脉疾病的首选方法，其优点是简便、安全、有效、经济。

肺动脉高压与高血压有什么区别

肺动脉高压是一类常见的肺血管疾病，主要病理生理学特征是静息状态下肺动脉压力升高，同时合并不同程度的右心衰竭。其血流动力学诊断标准为：海平面状态下、静息时，右心导管测量肺动脉平均压≥25mmHg（最新指南已将标准调至20mmHg）。而高血压是指全身动脉系统出现了血压增高，是由全身外周动脉的压力增高及心脏的射血增加等原因而导致的血压增高，指标为收缩压超过140mmHg，舒张压超过90mmHg。

世界肺动脉高压日是哪天?缘由是什么

　　肺动脉高压日的发起国西班牙,在2012年5月召开的肺动脉高压科学研讨会上将每年的5月5日定为肺动脉高压日,是为了纪念30年前一名因食用有毒菜籽油而去世的儿童患者。世界肺动脉高压日的确立标志着世界范围内对肺动脉高压认识的提升,加强对肺动脉高压的宣传,旨在提高全世界肺动脉高压患者的生存质量,并延长其寿命。

肺动脉高压是如何形成的

　　肺动脉高压的发生发展过程与肺血管结构和/或功能异常（肺血管重构）密切相关。肺血管的内膜损伤、中层肥厚、外膜增殖/纤维化导致肺动脉管腔进行性狭窄、闭塞，肺血管阻力不断升高，进而导致右心衰竭甚至死亡。

肺动脉高压是如何引起右心衰竭的

当肺动脉高压的时候，右心室向肺动脉射血，会出现后负荷加重，导致患者的右心室压力增高，久而久之右心室心脏的结构和功能就出现异常，就会导致右心功能不全，也就是我们所说的右心衰竭。右心衰竭也是导致肺动脉高压患者住院及死亡的首要原因。

肺动脉高压患者
的心功能如何分级

　　根据最新指南，世界卫生组织功能分级用于评价PAH患者功能状态，分为Ⅰ~Ⅳ级，其分级原则与纽约心脏病协会心功能分级相似，但增加了晕厥症状的描述，Ⅰ/Ⅱ级患者的生存期显著高于Ⅲ级或Ⅳ级者，功能分级恶化是疾病进展的重要警示指标。

WHO功能分级

分级	分级标准
I 级	患者体力活动不受限，日常体力活动不会导致呼吸困难、乏力、胸痛或接近晕厥
II 级	患者体力活动轻度受限，休息时无不适，但日常活动会出现呼吸困难、乏力、胸痛或接近晕厥
III 级	患者体力活动明显受限，休息时无不适，但低于日常活动会出现呼吸困难、乏力、胸痛或接近晕厥
IV 级	患者不能进行任何体力活动。存在右心衰竭征象，休息时可出现呼吸困难和（或）乏力，任何体力活动均可加重症状

肺动脉高压会遗传吗

肺动脉高压有遗传因素的参与，但并不完全是遗传病。

肺动脉高压与遗传因素有一定的关系，特别是有些肺动脉高压在家族中有聚集现象，这种情况遗传因素占的比例比较大，但是和遗传病不完全相同。遗传性疾病是父母发病以后，子女一定会发病，而父母患肺动脉高压，其子女只是发病的概率要高一些，并不一定会发病。基因突变是部分肺动脉高压（PAH）患者最根本的病因，基因检测可从分子水平确诊PAH、IPAH和遗传性PAH均为单基因常染色体显性遗传，目前已知9个致病基因——BMPR2、BMP9、ALK1、Endoglin、SMAD9、BMPR1B、TBX4、CAV1和KCNK3，可解释50%~80%的遗传性PAH和20%~50%的散发型IPAH患者的病因。

先天性心脏病会引起肺动脉高压吗

先天性心脏病相关肺动脉高压是肺动脉高压的一个重要亚类，部分先天性心脏病患者（如房间隔缺损、室间隔缺损、动脉导管未闭等）如果早期未能得到及时诊断，逐步进展，可能会合并肺动脉高压。目前先天性心脏病相关肺动脉高压可分为以下四种类型：艾森门格综合征、体肺分流性先天性心脏病伴肺动脉高压、小缺损伴肺动脉高压、术后肺动脉高压。不同类型的治疗方法有所不同，需要在医生指导下进行个体化精准治疗。

哪些呼吸系统疾病 会引起肺动脉高压

1. 以通气受限为特点的阻塞性肺疾病：慢性阻塞性肺病。

2. 以容量受限为特点的限制性肺疾病：间质性肺病。

3. 阻塞性睡眠呼吸暂停综合征也是导致肺动脉高压的因素之一。

4. 慢性高原缺氧也是导致肺动脉高压的常见原因。

高原环境会引起肺动脉高压吗

　　高原性肺动脉高压主要是由于高原地区空气中含氧量减少，肺泡气氧分压下降，诱发肺小动脉收缩及结构重构、血液黏稠度增加、血容量和肺血流量增加等机制引起。与永久居住在青藏高原的藏族居民相比，移居居民发生肺动脉高压的风险更高；儿童发生肺动脉高压的风险要高于成人；吸烟、睡眠呼吸障碍或室内空气污染等均可增加高原性肺动脉高压的发生。

高原性肺动脉高压应如何治疗

　　高原性肺动脉高压的首要治疗方法是移居至平原地区，大多数患者在离开高原地区后肺动脉高压可完全或部分缓解。高原性肺动脉高压的治疗分为支持疗法与靶向药物治疗。靶向药物包括前列环素通路药物、内皮素受体拮抗剂及一氧化氮通路药物。

肺动脉高压患者在饮食上
需要注意什么

　　肺动脉高压患者在饮食上无特殊忌口，保持低盐、低脂就好。饮水是需要限制的，最好每天保持在1000~1500mL，其中包括每天喝的汤、粥还有水果。如果感觉到胸闷、有水肿情况时，饮水量需要进一步控制在1000mL以内。有条件的话，患者每天做好出入量记录，方便下次复诊时提供依据。

心脏超声检查可以确诊肺动脉高压吗

超声心动图是临床应用最广、操作最简便的无创影像诊断技术，它既可检测心脏的结构和功能，又可估测肺动脉的压力，因此是最常用的筛查肺动脉高压的手段。但它并不是确诊肺动脉高压的手段，右心导管检查才是确诊肺动脉高压的"金标准"。心脏超声估测肺动脉高压最常用的方法是三尖瓣反流压差法，尽管超声心动图测定肺动脉压力的精确度不如右心导管检查，但有研究显示，肺动脉压超声测得值与心导管实测值显著相关。

肺动脉高压患者出院后应该注意什么

1. 坚持用药：遵医嘱服用所有药物，要注意用药的疗效及副作用的监测。

2. 监测心率血压：有条件的患者购买血压计和血氧仪记录血压、脉搏、血氧饱和度的变化。

3. 定期到医院抽血化验：血常规、凝血、肝肾功能、NT-proBNP等。

如何区分肺动脉高压严重程度

对肺动脉高压患者区分其严重程度，需要在入院时采用三分法危险分层（低危、中危及高危），出院或随访时应用四分法危险分层进行低危、中危、中高危、高危判定，根据危险分层制定或调整治疗方案。

为什么肺动脉高压
患者的嘴唇呈蓝紫色

当肺动脉高压存在时，氧合变差，大量去氧血红蛋白在口唇、指甲处分布，因口唇本身毛细血管极为丰富，于是在患者的口周或指甲处表现出淡蓝色，即肺动脉高压蓝嘴唇症状。

为什么说右心导管检查是诊断肺动脉高压的"金标准"

因为肺动脉位于胸腔内，如果患者发生肺动脉高压，要测量肺动脉血管压力，就不能用普通血压计来测量。虽然通过心脏彩超能够间接估测肺动脉的压力，但不是特别准确，并且影响因素众多。右心导管检查可以将测量压力的导管放置于肺动脉，从而得到精准的测量，所以说右心导管检查是诊断肺动脉高压的"金标准"。

当然，右心导管检查不仅可以测量肺动脉压力，还可以评价血流动力学指标，进行急性血管扩张试验等，对于肺动脉高压的诊断、分类、治疗和疾病预后的判断都有重要意义。

右心漂浮导管是什么

　　右心导管检查是将导管经外周静脉送入右心及肺动脉，并进行血流动力学及氧动力学检测的技术，其中使用Swan-Ganz导管进行检查的技术称之为右心漂浮导管技术。右心导管检查在肺动脉高压诊断与评估中有着不可替代的作用，在重症患者的血流动力学评价中具有重要的临床指导价值。

右心导管检查的目的是什么

1. 判断有无肺动脉高压及评估肺动脉高压的程度和性质。

2. 为治疗方案的选择提供依据，如急性肺血管扩张试验阳性者可选择钙通道阻滞剂治疗。

3. 判断先天性心脏病的手术适应证。

4. 心源性休克、混合性休克状态等血流动力学评估。

5. 心、肺或心肺联合移植患者的术前评估。

6. 不明原因呼吸困难的鉴别。

右心漂浮导管检查怎么做

　　在局部麻醉下，右心漂浮导管经外周静脉进入右心房、右心室、肺动脉及其分支，进行血流动力学参数、血氧饱和度和心排血量的精确测定，同时可进行肺血管扩张试验、吸氧试验和肺动脉造影等。

什么情况需要做右心漂浮导管检查

如果心脏彩超提示有肺动脉高压，平时有活动后气喘、乏力等症状，临床提示可能有肺动脉高压，均需做右心漂浮导管检查，确定是否有肺动脉高压以及判断肺动脉高压的程度。已经确诊肺动脉高压的患者调整治疗、选择用药、确定能否停药之前必须行右心漂浮导管检查。

哪些人不适合做右心漂浮导管检查

　　以下患者不适合行右心漂浮导管检查：处于急性感染疾病中；细菌性内膜炎或动脉内膜炎；急性心肌炎；活动性风湿病；近期频发阵发性心律失常，尤其是室性心律失常；凝血功能异常；洋地黄中毒；三尖瓣或肺动脉瓣为机械瓣或生物瓣；严重电解质紊乱；严重心力衰竭或严重肺动脉高压未改善者；新近植入的心脏起搏器或除颤器（导管操作中可能引起心腔内导线脱落）；不能配合进行右心漂浮导管检查者。

右心导管检查有哪些血管可以选择

　　右心导管检查常规可以选择股静脉、颈内静脉、双侧前臂静脉、锁骨下静脉；低龄儿童首选股静脉。目前常规选择颈内静脉路径。

右心漂浮导管术后要注意什么

如为颈部穿刺，需压迫穿刺点5~10分钟，并避免用力咳嗽等；如为股静脉穿刺，除需压迫穿刺点外，需卧床4~6小时。术后密切观察生命体征、穿刺部位出血、动静脉瘘、假性动脉瘤等情况。

右心漂浮导管术有危险吗

右心漂浮导管检查是一种有创检查，但也是技术成熟、安全的检查。国外研究统计了5年内7000多例进行右心漂浮导管检查的病例，其中仅1%发生了不良反应，主要包括：穿刺点出血、血肿；术中一过性心律失常、感染、咯血、休克、迷走神经亢进。但是在有经验的肺血管中心，右心漂浮导管检查是非常安全的。

右心漂浮导管术是否需要全身麻醉

成人或者可以配合指令的大龄儿童不需要全身麻醉，仅年幼儿童因不能配合指令需要全身麻醉。

哪种情况下
"蓝唇星人"需要吸氧治疗

　　专家建议动脉血氧分压低于60mmHg或外周血氧饱和度小于91%的肺动脉高压患者需进行氧疗。治疗的目标是患者在休息、运动和睡眠时，能够达到大于91%的外周血氧饱和度。

什么是血氧饱和度？正常值是多少

　　血氧饱和度指的是血液中被氧结合的氧合血红蛋白的容量占全部可结合的血红蛋白容量的百分比。它是反映人体是否缺氧的一个重要指标，是体现呼吸循环的重要生理参数。血氧饱和度的正常值应该在95%～99%。

肺动脉高压患者
为什么要监测血氧饱和度

由于肺动脉高压患者长期处于缺氧状态，保持动脉血氧饱和度大于91%对肺动脉高压患者十分重要。通过监测血氧饱和度，能够评估者呼吸障碍和缺氧的情况，反映疾病发展趋势，以指导吸氧，及时就医。

如何监测血氧饱和度

建议有条件的患者自行购买血氧饱和度检测仪。测量前检查仪器是否正常，然后将手指甲放于血氧饱和度探头内，保持10～15秒后读取数值。

肺动脉高压患者如何进行家庭氧疗

需要长期氧疗的患者，有条件者可以购买制氧机，常用于吸氧的方法有鼻塞吸氧法、鼻导管吸氧法、面罩吸氧法、经气管导管给氧法。患者切记"临时抱佛脚"，要长期坚持，并选择合理吸氧的时间。建议低流量吸氧，氧流量为1～2L/min。每天监测血氧饱和度的变化及病情变化，并做好记录，以便就诊时提供依据，若病情加重，及时就医。

什么是六分钟步行试验

六分钟步行试验是一项评估有心肺基础疾病患者的心肺功能状态的运动检查，它是一项无创检查，主要是测量患者在6分钟之内能够行走的最远距离。

如果患者六分钟步行试验距离≥450米，定义为心功能正常；如果步行距离在165～440米，定义为中度心力衰竭；如果步行距离＜165米，定义为重度心力衰竭。

六分钟步行试验进行前
患者需要做什么

　　穿舒适的衣服和鞋子；试验期间可携带日常行走所需要的辅助工具（如拐杖、助行器等）；试验前2个小时内不能剧烈运动；试验前最少需要休息15分钟。在实验过程中如有不适，应立即停止并呼叫医护人员。

患者如何配合医护人员做六分钟步行试验

1. 明确路线：在试验前向医生了解以怎样的速度行走以及熟悉在哪里转弯折回，从而能够更好地完成试验。

2. 在试验前，患者可向医生提供相关疾病病史，如是否有不稳定型心绞痛，是否有高血压，血压控制程度如何等情况。

3. 试验前，配合医护人员记录稳定的心率、血压、血氧饱和度以及Borg呼吸困难评分。

4. 试验过程中，尽量不要与旁人说话或接打电话，注意力集中并保持直线行走。

5. 如试验中途出现胸痛、呼吸困难、下肢痉挛、步履蹒跚、面色苍白、冒虚汗等不适情况，应及时向医护人员反映，看是否需要终止试验，并采取适当的处理措施。

　　试验结束后，可在终点坐下来休息，以便医护人员准确记录试验后心率、血压和血氧饱和度的数值以及6分钟的步行距离，同时记录心率和血氧饱和度恢复到试验前的时间以及配合医护人员再次完成Borg呼吸困难评分，从而依据以上数值，结合临床其他指标综合评估患者的运动耐量、病情严重程度、药物治疗的效果以及预后。

怀孕后发现患肺动脉高压怎么办

　　患肺动脉高压的女性患者怀孕或在怀孕期间新发肺动脉高压即为妊娠合并肺动脉高压，俗称妊娠肺动脉高压。妊娠时发现肺动脉高压也千万不要绝望，随着靶向药物的应用，妊娠肺动脉高压产妇的生存率也有所提高，但国内外最新的肺动脉高压指南仍均明确指出，所有女性肺动脉高压患者应避免妊娠。

女性肺动脉高压患者 积极治疗后可以考虑怀孕吗

不建议！患者经过治疗后，肺动脉压力会降至相对稳定水平，但怀孕仍会加重心肺功能的负担，会有生命危险。

肺动脉高压患者的饮食要点有哪些

1. 低盐低脂、少油少盐，减少钠盐摄入，减少对动脉血管的损伤。

2. 选择优质蛋白及高维生素食品。

3. 多食新鲜蔬菜和香蕉、橙子、橘子等富含钾的水果。

4. 适当增加膳食纤维的摄入，避免便秘。

5. 肺动脉高压加之呼吸困难的患者，饮食还应软、烂、细，防止大颗粒误入气管。

肺动脉高压患者为何要预防感冒？
如果感冒了应做何处理

呼吸道感染可能会给肺动脉高压患者带来致命的危险，在日常保健中，重要的一点就是预防感冒。如果不小心感冒，患者应充分休息，适量补充温水，也可以在医生指导下口服感冒药，如病情加重，立即就医，切不可忽视。

肺动脉高压患者出现晕厥怎么办

　　晕厥是肺动脉高压患者病情严重的标志，尤其是既往有晕厥病史的患者应提高警惕，尽量避免剧烈运动，不要奔跑，情绪不要激动，洗澡如厕时最好家里有人在，且不要锁卫生间的门。

　　一旦出现晕厥，要使患者平躺，松解衣裤以便于患者呼吸，有条件者应立即吸氧并拨打急救电话。如果出现心跳停止，求救的同时应立即进行心肺复苏，千万不要给患者服用速效救心丸、硝酸甘油等治疗冠心病的药物。预防晕厥为第一，避免发生晕厥最重要。

为什么普通的降血压药物 不能用于治疗肺动脉高压

肺动脉高压患者由于心肺功能较差，所以血压本身就偏低，普通降血压药可使血压进一步下降，导致病情加重，甚至出现晕厥、死亡等严重后果。除少数急性肺血管扩张试验阳性的患者适合使用硝苯地平、地尔硫草等钙通道阻滞剂治疗外，绝大多数患者只能选择西地那非、他达拉非、波生坦、安立生坦、马昔腾坦、利奥西呱、司来帕格、曲前列尼尔等靶向药物治疗，这些药物可选择性扩张肺动脉而对体循环没有明显影响。

PAH（动脉性肺动脉高压）
患者为何需要靶向药物治疗

1. 在缺乏靶向药物治疗的时代，肺动脉高压患者预后很差，存活时间短。

2. 自靶向药物广泛用于临床后，PAH患者获益更多，如降低肺动脉压力，改善运动能力，生存率明显提高，生存期已显著延长。

PAH 患者为什么要同时吃 好几种靶向药（联合治疗）

1. 对于许多肺动脉高压患者来说，单药治疗无法达到PAH治疗效果。

2. 各靶向药物通过干预不同靶点，合作达到1+1＞2，1+1+1＞3的效果。

3. 近年来的研究显示，靶向药物联合治疗能明显改善患者的运动能力、WHO功能分级，延缓疾病进展，提高生存率。

4. 与单一靶向药治疗相比，联合治疗可显著降低PAH患者恶化或死亡风险。

一直吸氧是否会有依赖性

　　某些患者认为一直吸氧就会对氧气产生依赖，这是错误的观念。吸氧是缓解和减轻机体组织缺氧的一个很好的治疗方法，不存在吸氧就永远离不开氧气这样的问题，合理的氧疗对肺动脉高压的治疗有很好的效果。

不当服用减肥药
为什么会引起肺动脉高压

部分减肥药（如含有阿米雷司、芬氟拉明等成分的药物）可通过抑制食欲导致血管内皮损害，从而使内皮素分泌增加，进而引起血管收缩导致肺动脉高压。

为什么肺动脉高压容易误诊、漏诊

1. 肺动脉高压的诊断治疗不如高血压那样方便简单，只有通过超声心动图或右心导管检查等特殊的医疗技术方法才能诊断出来。

2. 肺动脉高压的症状没有特异性，与很多疾病的症状比较相似，比如劳力性呼吸困难是任何疾病所致心肺功能损伤都会引起的症状，加之有些医生没有把肺动脉高压作为重要的鉴别诊断因素来考虑，这样就容易造成误诊、漏诊。

得了先心病或肺动脉高压是不是就活不了多久了

不是！患者一定要放平心态，先天性心脏病、肺动脉高压并不可怕，只要配合医生，积极治疗，生存率会大大增加，每名患者都应该有战胜疾病的信心。每个人都是自己健康的责任人，希望大家养成良好的生活习惯，减少疾病的发生，有问题及时就医。

肺动脉高压患者可以做哪些运动

病情稳定的患者应适当运动，有助于提高运动耐量，改善心肺功能，提高生活质量。肺动脉高压患者可以做一些有氧运动，比如太极、快走、慢跑、广播体操、瑜伽等。在运动过程中要量力而行，若出现不适，应立即停止，不要过度运动。在极寒或极热的天气情况下，不建议进行运动。

输注曲前列尼尔有什么不良反应

输注曲前列尼尔，最常见的不良反应出现在患者的输注部位。

1. 输注部位发热、周围皮肤发红。一般无需特殊处理，一周左右症状就会改善，必要时可以拿冷毛巾湿敷。

2. 穿刺处出血。少量血液回流是由于皮下压力大造成的，不用处理，输注泵运行后会将这些液体注回体内。渗出血液已干，穿刺处无其他不适，可继续使用；渗血面积持续扩大，应更换输注部位。

3. 皮肤应激性硬结：发生在扎针初期，多由药物加量过快或皮肤极度敏感造成，伴高强度疼痛，硬结边缘不规则，建议更换穿刺部位。硬结处热敷，数日即可消散。单一部位长期使用出现硬结可用温热毛巾敷，一般硬结消散需要1~2个月。出现硬结，可以外涂喜辽妥药膏或芦荟胶。

皮下泵入曲前列尼尔患者
居家应如何自我护理

1. 遵医嘱根据病情及耐受力随时调整剂量。

2. 多加关注储药器内药物容量，如发现药物容量不足时，及时更换储药器并注意无菌操作，如有疑问及时去相关医院进行更换。

3. 注意局部皮肤护理。穿刺部位切记不要沾水，保持局部皮肤干燥。如出现不良反应，及时处理。

忘记服药了怎么办？要补服吗

1. 每天只需服用一次的药物，如当天在固定时间漏服，可在记起后马上服用，下一次在原固定时间服用即可。

2. 每天服用两次或三次的药物，如出现漏服，可以使用间隔时间是否超过1/2原则来做简单处理。

怎样服药能帮助减轻药物副作用

1. 规律、规范地用药，是保证用药安全的基础。

2. 常见的靶向药物，如波生坦、马昔腾坦、安立生坦、司来帕格、利奥西呱等，均可随餐或空腹服用。

3. 不建议患者将药片压碎或咀嚼服用。

4. 应每天在固定时间服药，如果漏服，应尽快补服，并在固定时间服用下一剂药物，不要服用双倍剂量来弥补漏服的那次剂量。

5. 有的药物在空腹和非空腹时血药浓度达峰时间不同，带来的生物学效能在短时间内是有区别的。对于易发生低血压的患者，不建议在随餐服药和空腹服药之间转换，要么就固定每天随餐服药，要么就固定每天空腹服药，不要变来变去。

肺动脉高压患者为什么会出现咯血

　　咯血是肺动脉高压患者的常见并发症，也是导致患者病情加重甚至死亡的重要诱因。咯血可来源于肺动脉畸形或代偿扩张的支气管动脉，一些特殊类型的肺动脉高压患者如遗传性出血性毛细血管扩张症合并肺动脉高压、艾森门格综合征和慢性血栓栓塞性肺动脉高压更易咯血。

　　特发性肺动脉高压：因为毛细血管微血管瘤破裂，引起血管血栓栓塞，长期栓塞导致侧支循环形成，随着肺动脉压力升高，肺小血管破裂。

　　先天性心脏病相关性肺动脉高压：发生机制是血液分流导

致心房心室血管重塑，肺循环容量、压力负荷增加，肺静脉血液淤滞，血管收缩，随着肺动脉压力增高，血管破裂。

慢性血栓栓塞性肺动脉高压：血栓栓塞的发生使肺血管阻塞，阻力增加，肺动脉压力进行性升高，引起毛细血管前肺小动脉及各级分支或肺泡毛细血管破裂出血。

出现咯血是不是意味着病情很严重？该怎么办

咯血在先天性心脏病患者中比较常见，对于肺动脉高压患者来说比较严重。建议患者咯血时保持镇静，缓慢将血咳出，不要剧烈咳嗽。应采取侧卧姿势，安心静养，不要再进行剧烈运动。因为出血量不大，引起窒息的可能性远远低于其他肺部疾病引起的大咯血。多数情况下，可自行缓解。可以服用一些口服止血药如云南白药等，也可以肌肉注射蛇毒凝血酶等药物。如果咯血量大，应及时到医院就医，输抗生素以免引起感染，加重病情。积极治疗肺动脉高压是最有效地防止咯血的办法。

晕厥是不是肺动脉压力
很高时才会出现

肺动脉高压患者发生晕厥往往是由于左心排血量突然、短暂降低引起的。严重肺动脉高压患者由于心排血量较少，容易发生晕厥，但其他情况如过度利尿导致血容量不足、肺血管痉挛、药物治疗不当（如应用硝酸酯类药物或 β 受体阻滞剂）等也易导致晕厥发作。晕厥并不是肺动脉压力很高时特有的征象。

肺动脉高压患者
出现肝功能异常怎么办

1. 首先要明确肝功能异常是药物所致还是肺淤血所致。

2. 轻中度肝功能异常：口服保肝药，酌情减量。

3. 中重度肝功能异常：停药，换用其他治疗药物。

肺动脉高压患者出现下肢水肿怎么办

　　肺动脉高压患者如出现下肢水肿，首先应该辨别是药物所致还是心衰加重所致。可抬高下肢，口服利尿剂，抽血化验肝肾功能。如果出现低蛋白血症，应补充蛋白；出现肾功能异常等，要在医生指导下对症处理。

口服利尿剂应注意什么

可以每天记录一下体重的变化情况，如果体重每天在减少，那么则可以继续观察；如果体重没有明显变化甚至有所升高，就需要将利尿药加量。另外，在服用利尿剂的时候，需要注意是否有电解质的紊乱如低钾，如果有，在服用电解质的时候可以适当口服补钾，并定期去医院复查。控制饮食也十分重要，建议低盐低脂饮食，适量限水，特别要少喝汤，汤内有盐，易蓄积在体内，不利于水肿的消除。

肺动脉高压患者出现贫血怎么办

1. 首先要辨别贫血是药物所致还是其他类型的贫血。

2. 调整治疗前，应完善相关检查。

3. 缺铁性贫血应适当补铁，并在医生指导下对症治疗。

肺动脉高压患者出现头痛怎么办

1. 辨别是否为药物的不良反应（观察头痛与服药时间的关系，警惕其他脑血管病变）。

2. 尝试与其他靶向药物间隔服用。

3. 药物减量、减次数，待症状改善后再加量。

4. 对症口服止痛药。

肺动脉高压患者出现
消化不良、恶心呕吐怎么办

1. 辨别是否为药物的不良反应（观察与服药时间的关系，警惕其他消化道病变）。

2. 餐后服药，减少胃肠道反应。

3. 清淡饮食。

4. 少食多餐。

肺动脉高压患者可以抽烟、饮酒吗

　　抽烟不仅会加重呼吸困难，还会使已经狭窄的肺血管紧缩，并增加心脏的压力，使病情恶化。肺动脉高压患者不仅自己要戒烟，还要远离吸烟者，拒绝吸入二手烟！

　　偶尔少量饮酒可能无害，但千万不可大量饮酒。饮酒会使心跳加速，加重心脏负担；酒精经肝脏代谢，大量饮酒会使门脉性肺动脉高压加重，还会导致食欲下降，长此以往会造成营养不良。此外，酒精会令华法林剂量调整困难，肺动脉高压患者在酒后服用西地那非可能引起严重的低血压，增加猝死的风险，建议肺动脉高压患者尽量少饮酒。

胸闷、气喘、背痛等
全身各种痛是什么原因

胸闷、气喘是长期缺氧引起的，属于肺动脉高压的症状。而后背疼、侧躺位疼和其他身体疼痛，可能是药物副作用引起的肌痛，也可能与心肌供血不足导致的心肌缺氧有关，缺钙也会引起全身疼痛。冬季天气寒冷时，人的体表温度也会有所降低，血液流动变缓，导致体内氧的输送不足。这种情况下，胸闷、胸痛、气喘的症状都会更加明显。如果长时间保持同一姿势不动，肢体也会产生麻痹或者疼痛感。

已经确诊了肺动脉高压为什么还要做那么多检查

有患者会说：既然已经确诊了肺动脉高压，开点药给我不就行了吗？为什么还要做那么多检查？这是因为肺动脉高压只是一种结果，引起它的原因有很多，不同的原因，治疗方法也不同。

并不是所有的肺动脉高压都需要靶向药物治疗，例如第2大类左心疾病和第3大类呼吸疾病和/或缺氧所致的肺动脉高压，是以治疗原发病为主。同时只有通过相关检查，才能确定病情严重程度，从而制订有针对性的治疗方案。

肺动脉高压患者为什么要定期复查

1. 肺动脉高压患者的症状只是一些外在的表现，需要通过一些具体的检查（如血清学、影像学、血流动力学等方面的指标）才能准确评估病情。

2. 肺动脉高压患者用药很多，需要定期监测药物的副作用，及时发现和调整。

3. 需要坚持用药，定期复查使患者维持在低危状态。

肺动脉高压患者多久复查一次？复查内容是什么

建议肺动脉高压患者通常在治疗后 3～6 个月或更改治疗后 3～6 个月复查一次。临床评估内容主要包括：①抽血检验，如血常规、铁代谢、电解质、肝肾功能、甲状腺功能、凝血功能、NT-proBNP；②六分钟步行距离试验、Borg呼吸困难评分、WHO心功能分级；③超声心动图；④心电图；⑤胸部X线；⑥肺功能测定、心肺运动试验。

如出现临床恶化情况，及时就医，必要时完善右心导管检查，住院行进一步治疗。

治疗肺动脉高压的进口药和
国产药有什么区别？怎么选

进口药一般指进口原研药，由国外的制药公司自主研发。原研药从研发到上市需要耗费庞大的人力、财力和时间，这也是原研药价格高昂的原因。国产药一般指国产仿制药，是在原研药的专利过期后，由我国厂家效仿原研药的化学公式所生产。大多数情况下，仿制药比原研药便宜，而药效成分和原研药相同。近年来，我国药监局推行仿制药一致性评价。通过了一致性评价的仿制药，药盒上有一个蓝色小勾勾，这代表国家药监局认可它的药效和原研药基本达到一致。

肺动脉高压可以中药治疗吗

肺动脉高压患者现有的药物治疗仍以一般对症治疗以及靶向药物治疗为主，对于中药治疗迄今尚无统一的专家共识推荐意见。

肺动脉高压患者 在什么情况下需要卧床休息

有研究表明，适度的运动可以改善肺动脉高压患者的症状及预后。相反，长期卧床休息会加重患者的心理负担，也有可能引发静脉血栓。长期卧床会使血液流动变慢，且肺动脉高压患者的肺动脉本身内皮细胞已经受损，容易形成血栓。因此，轻中度肺动脉高压患者并不需要卧床休息。

对于重度肺动脉高压患者而言，是否需要卧床休息，视情况而定。如重度肺动脉高压合并有严重的心力衰竭，则需要卧床休息，特别是急性右心衰，其主要表现为呼吸困难，双下肢和/或面部水肿，胃口不好等。出现以上情况，建议及时去医院就诊，以免延误病情。对于轻中度的心力衰竭，患者可视自己的耐受情况而定，以不增加心脏负担且自己又感觉良好为宜。过度的运动会增加心脏负担而加重病情，适度的运动则可以改善预后。重度肺动脉高压合并晕厥或者大咯血的患者，则需要适当的卧床休息，当然这种情况下最好去医院就诊，以得到更好的治疗及护理，以免延误病情。

肺动脉高压患者为何要进行康复运动

　　肺动脉高压患者临床表现主要为活动后胸闷、气短及右心功能不全，患者对活动的耐受性明显降低。运动不耐受的病理生理机制表现在呼吸、神经、循环、肌肉等多个系统。病情相对稳定的肺动脉高压患者进行个体化康复运动后有明显的临床获益，有助于提高患者的运动耐量、心肺功能和生活质量。

肺动脉高压患者住院早期应如何进行运动康复

肺动脉高压患者在住院早期进行康复训练，有助于帮助患者建立运动康复治疗理念，为患者出院后持续康复做好充分准备。可以根据患者病情和相关评估，确定每天的运动康复训练内容。

1. 维持体位治疗、在床上被动关节运动，踝背屈、跖屈，辅助转移训练等，维持简单的日常生活自我照顾活动。逐渐提高运动量，可床上主动肢体抗重力训练、床边站立和缓慢步行训练、平衡训练、屈膝抗重力训练、低负荷哑铃训练等。每日训练1~2次，每次10~20分钟。训练要以患者耐受为宜，因手术穿刺的肢体须在制动解除后进行运动训练，注意伤口情况，运动中密切监测生命体征和血氧饱和度。

2. 病房内步行训练、阶梯训练、低负荷肢体抗阻训练和心肺耐力训练，可进行太极拳、八段锦等传统功操训练，每日训练1～2次，每次10～20分钟。可间歇低强度运动，以患者耐受为宜，运动中密切监测生命体征和血氧饱和度。出院前可以进行六分钟步行试验，制订运动处方和出院后运动康复计划。

3. 吸气机训练：指导使用呼吸训练器，进行吸气肌力量训练和耐力训练。每日训练1～2次，每次10～15分钟，起始强度为最大吸气压的30%。以患者耐受为宜，监测血压和出现的症状。

肺动脉高压患者睡不好怎么办

不少肺动脉高压患者存在或合并有焦虑、抑郁等心理问题，多有睡眠不佳、心烦意乱等表现。为改善睡眠质量，患者可以这样做：夜间吸氧，改善睡眠环境，规律作息，不要进食太饱、饮酒、喝浓茶、咖啡等，尽量避免日间小憩，适度锻炼，避免剧烈运动。

患者如何自我进行
健康生活质量评分

emPHasis-10肺动脉高压健康生活质量评分

项目	评分	项目
我不会因呼吸困难而感到沮丧	□0 □1 □2 □3 □4 □5	我因呼吸困难而感到非常沮丧
呼吸困难不会中断谈话	□0 □1 □2 □3 □4 □5	呼吸困难总是中断谈话
我白天不需要休息	□0 □1 □2 □3 □4 □5	我白天总是需要休息
我不感觉乏力	□0 □1 □2 □3 □4 □5	我总是感觉乏力
我精力充沛	□0 □1 □2 □3 □4 □5	我总是无精打采
我上一层楼不会气喘	□0 □1 □2 □3 □4 □5	我上一层楼就会气喘吁吁

续表

项目	评分	项目
肺动脉高压不影响我的自信心	□0 □1 □2 □3 □4 □5	肺动脉高压完全影响我的自信心
肺动脉高压没有限制我的生活	□0 □1 □2 □3 □4 □5	肺动脉高压完全限制了我的生活
我能完全自理	□0 □1 □2 □3 □4 □5	我完全依赖别人
我从不觉得自己是负担	□0 □1 □2 □3 □4 □5	我总感觉自己是负担
	总分	日期

注: 在最能描述您患肺动脉高压后日常生活情况的数值上打"√"。

肺动脉高压患者居家如何进行肺功能锻炼

1. 缩唇呼吸：患者呈半坐卧位或站立位，用双手持纸巾于正前方，距口唇15~20厘米，闭口经鼻吸气，之后通过缩唇（吹口哨样）缓慢呼气，可见纸巾缓缓飘起即可。频率为：吸气∶呼气=1∶2或1∶3，每分钟8~10次，每次1~15分钟，每天3~4次。

2. 腹式呼吸：患者呈立位、平卧位、半卧位，双手分别放于胸部和上腹部，用鼻缓缓吸气时，腹部凸出，腹部手感到腹部向上抬起；呼气时用口呼出，手感觉腹部下降。频率为：吸气∶呼气=1∶2或1∶3，每分钟8~10次，每次1~15分钟，每天3~4次。

3. 吹气球训练：患者呈半坐卧位或半卧位，先深吸气后含住气球，尽量把肺内气体吹进气球内，吹气球时患者用力呼气，提高了气管内压，防小气道管过早闭合。频率为：吸气：呼气=1：2或1：3，每次循环5~6次，每天3~4次。

什么是儿童肺动脉高压

儿童肺动脉高压的血流动力学定义与成人类似。动脉性肺动脉高压是指肺小动脉病变所导致的肺动脉压力和阻力异常增高，而肺小动脉楔压≤15mmHg，属于毛细血管前性肺动脉高压。

儿童肺动脉高压基本沿用成人肺动脉高压的诊断标准，但是强调患儿出生3个月之后的平均肺动脉压力＞20mmHg。与成人相比，儿童肺动脉高压病因以先天性心脏病为主。

儿童肺动脉高压常见的症状有哪些

症状	婴幼儿	婴幼儿期以后的患儿	成人
食欲差	√		
发育迟缓	√	√	
多汗	√		
心动过速	√	√	√
易激惹	√		
阵发性哭吵	√		
用力后发绀	√		
活动后气急		√	√
乏力		√	√
晕厥		√	√
干咳		√	√
咯血		√	√
腹胀		√	√
头晕		√	√
胸闷		√	√
胸痛		√	√

肺动脉高压患儿会出现活动后气促、乏力、胸闷等症状，心理上反复出现焦虑、恐惧、烦躁，对日常生活及学习均有影响。

肺动脉高压患儿怎样进行居家护理

安全护理：家长需妥善保管药物，防止患儿误服；指导患儿养成每日按时排大便的习惯，不能用力屏气（用力屏气时，会使腹压和胸压升高，可能引发晕厥，甚至猝死），排便不畅时，可用缓泻剂通便治疗；要预防患儿感染，感染易诱发心功能衰竭，严重威胁患儿生命。

心理护理：家长应重视与患儿的沟通，做好心理疏导，让患儿积极配合治疗。

肺动脉高压患者在 哪些情况下需紧急就医

肺动脉高压患者如出现以下情况，需紧急就医：①晕厥；②咯血；③严重的呼吸困难；④意识模糊或将要意识模糊；⑤感觉有快速或不规则的心脏跳动；⑥高热或长时间发热；⑦咳出有颜色的痰；⑧支气管炎或胸部堵塞的感觉；⑨胸痛等。

哪些治疗肺动脉高压的靶向药物已纳入医保

截至目前，治疗肺动脉高压的靶向药物有6种已纳入医保报销范围，分别是波生坦、安立生坦、马昔腾坦、司来帕格、利奥西呱、曲前列尼尔。